腰痛の病態別運動療法

体幹筋機能向上プログラム

編集
早稲田大学教授
金岡 恒治

文光堂

■ 執筆者一覧 (執筆順)

金岡 恒治　　早稲田大学スポーツ科学学術院教授

大久保 雄　　埼玉医科大学保健医療学部理学療法学科

成田 崇矢　　健康科学大学健康科学部理学療法学科教授

太田　恵　　千葉県立保健医療大学健康科学部リハビリテーション学科

今井　厚　　早稲田大学スポーツ科学学術院

序　文

　恩師の勧めで脊椎外科医の道を選び，千例を超える手術経験を積んできたが，神経学的所見のない腰痛を外来で診ることが苦手だった．手術例には画像検査で診断される病態が必ず存在し，治療方針は自ずと定まるが，画像所見のない腰痛の評価方法や対処法は誰も教えてくれなかったし，教科書にも載っていなかった．

　大学病院を離れ，スポーツ医学の教鞭をとり，脊椎以外の障害を診るようになった．スポーツ障害の病態には筋腱への牽引力による肉ばなれや付着部症，組織どうしが擦れるインピンジメント症，関節や骨への負荷による関節障害や疲労骨折などがあり，これらを引き起こす原因としては不意な遠心性の筋収縮や関節不安定性による異常挙動などがあげられる．スポーツ選手の腰痛を数多く診ることになり，彼らの腰痛の病態も四肢関節のスポーツ障害と同じであることに気づいた．つまり背筋群の牽引力による肉ばなれとしての筋筋膜性腰痛や筋付着部症，棘突起どうしの接触による棘突起インピンジメント，関節への繰り返す挙動負荷による椎間関節障害や仙腸関節障害，椎弓の疲労骨折による腰椎分離症，脊椎特有の組織である椎間板の障害を除いたこれらの病態は他のスポーツ障害と同様である．

　これらを引き起こす不意の遠心性収縮や関節不安定性による異常関節挙動には関節近傍の単関節筋の機能不全が関与しており，このような病態によるスポーツ障害をstabilizer機能不全症候群と捉えることができる．このような身体機能不全によって発生した腰痛の病態が理解されれば，その対応策は自明であり，脊柱安定性を高めるための体幹深部筋機能向上や特定分節への挙動負荷を減らすための隣接関節可動性向上を目的とした運動療法が求められる．

　本書では腰部障害の病態別の機能的評価方法，脊柱に安定性を与える体幹筋群の機能とその機能改善の方法，これらの理論に基づいた運動療法について紹介している．画像所見を認めない腰痛に対して漫然とした対症療法を行うのではなく，正しい身体機能を再獲得させる運動療法が求められる．本書が，原因が明らかにされず医療施設を転々としている腰痛難民やその対処に苦慮している治療家の道標となることを願う．

2016年立春

金岡恒治

目次

I 脊柱の安定性とは？
金岡恒治

1 脊柱の安定性 ……………………………………………………………………… 002
2 ニュートラルゾーン ……………………………………………………………… 002
3 体幹筋の役割
　　―ローカル筋とグローバル筋（単関節筋と多関節筋）― ……………… 004
4 神経系の役割，フィードフォワード機能 …………………………………… 007
5 stabilizer機能不全によって発生する障害 …………………………………… 009
　　1 肩関節インピンジメント障害 ……………………………………………… 010
　　2 上腕骨外上顆炎 ……………………………………………………………… 010
　　3 大腿内転筋付着部障害（グローインペイン）…………………………… 010
　　4 腸脛靭帯炎 …………………………………………………………………… 011

II 機能的腰部障害とは？
金岡恒治

1 非特異的腰痛とは ………………………………………………………………… 014
2 腰部障害の機能的評価方法 ……………………………………………………… 014
　　1 問　診 ………………………………………………………………………… 014
　　2 脊柱所見 ……………………………………………………………………… 015
　　3 圧　痛 ………………………………………………………………………… 015
3 椎間板性腰痛 ……………………………………………………………………… 015
　　1 椎間板の変性とは …………………………………………………………… 015
　　2 椎間板変性と腰痛 …………………………………………………………… 016
　　3 評　価 ………………………………………………………………………… 017
　　4 対処方法 ……………………………………………………………………… 017
4 椎間関節性腰痛 …………………………………………………………………… 018
　　1 椎間関節の特徴と評価 ……………………………………………………… 018
　　2 対処方法 ……………………………………………………………………… 019
5 仙腸関節障害 ……………………………………………………………………… 021
　　1 特　徴 ………………………………………………………………………… 021
　　2 評　価 ………………………………………………………………………… 022
　　3 対処方法 ……………………………………………………………………… 023

6 筋筋膜性腰痛，筋付着部障害 ... 023
1 機　序 ... 023
2 評　価 ... 024
3 対処方法 ... 024

7 その他の腰部障害
（棘突起インピンジメント障害，横突起付着部障害） ... 026
1 棘突起インピンジメント障害 ... 026
2 横突起付着部障害 ... 026

III 器質的腰部障害への進行とその特徴は？
金岡恒治

1 器質的腰部障害への進行 ... 030
2 腰椎椎弓疲労骨折（分離症） ... 030
3 腰椎椎間板ヘルニア ... 032
　1 症状と診断 ... 032
　2 対処方法 ... 033
4 椎間関節変形性変化（変形性脊椎症） ... 034
5 腰部脊柱管狭窄症 ... 034

IV 体幹筋群の機能的特徴とその評価方法は？
大久保　雄

1 体幹筋の分類 ... 038
2 各体幹筋の機能解剖 ... 038
　1 腹直筋 ... 038
　2 外腹斜筋 ... 038
　3 内腹斜筋 ... 038
　4 腹横筋 ... 040
　5 多裂筋 ... 040
　6 腰方形筋 ... 041
　7 大腰筋 ... 042
3 体幹深層筋の活動評価方法 ... 043
　1 ワイヤ電極による筋活動評価 ... 043
　2 表面筋電図を用いたローカル筋活動評価の妥当性 ... 044
　3 超音波画像装置による評価 ... 045
　4 MR画像による筋活動量評価 ... 046

- **4** 身体運動時の体幹深層筋の活動様式 ... 047
- **5** 体幹安定化運動時の体幹筋活動様式 ... 049
  - 1 draw-in ... 049
  - 2 bridge exercise ... 051
  - 3 sit-up exercise ... 056
  - 4 active SLR ... 056

V 腰痛に対する徒手療法の応用と機能的障害に特異的な運動療法とは？

成田崇矢

- **1** 腰痛に対する徒手療法と運動療法 ... 062
- **2** 各種徒手療法の原理とその効果発現機序 ... 062
  - 1 徒手療法の歴史と各種徒手療法の体系 ... 062
  - 2 徒手療法の腰痛治療に対するエビデンス ... 063
  - 3 関節に対する徒手療法の原理と効果発現機序 ... 064
- **3** 腰痛の機能的評価方法（徒手療法を応用した疼痛除去テストの紹介） ... 065
  - 1 問診と疼痛部位評価 ... 065
  - 2 自動運動による評価 ... 066
  - 3 徒手的介入方法―疼痛除去テスト― ... 067
- **4** 機能的評価方法に基づいた運動療法 ... 070
  - 1 椎間関節障害に対する運動療法 ... 070
  - 2 椎間板障害に対する運動療法 ... 074
  - 3 仙腸関節障害に対する運動療法 ... 077
  - 4 筋筋膜性腰痛に対する運動療法 ... 079

VI 慢性腰痛者の特徴と効果的な腰痛体操とは？

太田 恵

- **1** 慢性腰痛が与える社会的影響 ... 084
- **2** 腰痛者の特徴 ... 084
  - 1 腰痛者では体幹深部筋が機能していない ... 084
  - 2 腰痛者では体幹深部筋が萎縮している ... 086
- **3** 腰痛の運動療法 ... 088
- **4** stabilization exercise の紹介 ... 089
  - 1 draw-in（腹部引き込み運動） ... 089
  - 2 front bridge exercise（hand-knee） ... 090

- **5** 慢性腰痛に対する運動療法の効果 ... 093
- **6** 体幹機能不全と加齢との関連 ... 095
  - 1 ロコモティブシンドローム ... 095
  - 2 加齢による筋萎縮 ... 095
  - 3 加齢による筋萎縮の予防 ... 096
- **7** 体幹機能不全とその他の障害との関連 ... 097
  - 1 骨盤底筋機能障害との関連―腹圧性尿失禁― ... 097

VII スポーツ活動時の体幹筋の役割とその機能を向上させる方法とは？

今井 厚

- **1** スポーツ選手における体幹筋機能 ... 102
- **2** スポーツ選手の体幹筋の形態的特徴 ... 102
- **3** スポーツ活動時の体幹筋活動様式 ... 103
  - 1 ジャンプ動作時の体幹筋活動 ... 103
  - 2 バレエのパッセピボット時の体幹筋活動 ... 104
  - 3 テニスサーブ時の体幹筋活動 ... 105
  - 4 バドミントンのサイドアームストローク時の体幹筋活動 ... 106
  - 5 水中のバタ足時の体幹筋活動 ... 107
- **4** 体幹筋機能と運動パフォーマンスとの関連 ... 108
  - 1 体幹筋機能テスト ... 108
  - 2 体幹筋機能テストと運動パフォーマンスの関連性 ... 109
  - 3 体幹筋機能の向上は運動パフォーマンスを向上させるか？ ... 110
- **5** 体幹トレーニングのさまざまな方法とその評価 ... 111
  - 1 体幹トレーニングの分類 ... 111
  - 2 トレーニング時の姿勢 ... 112
  - 3 腹筋背筋運動 ... 112
  - 4 体幹安定化運動 ... 113
  - 5 コーディネーションエクササイズ ... 117
  - 6 不安定面エクササイズ ... 119
- **6** 体幹トレーニングプログラム ... 122
  - 1 腹筋背筋運動は必要か？ ... 122
  - 2 段階的なトレーニングプログラムとは？ ... 123
  - 3 適切なトレーニングの頻度や期間は？ ... 125
  - 4 stabilization exercise のウォーミングアップとしての利用 ... 125
- **7** 体幹筋機能改善による外傷・障害予防効果 ... 127

索引 ... 129

I
脊柱の安定性とは？

金岡恒治

1 脊柱の安定性

　脊柱は椎間板で連結された椎体が形成するが，椎間板は全方向に可動性をもつため，そのままではきわめて"不安定"なクネクネしたものになってしまう．そのため，椎体から椎弓が上下に伸びて隣接する椎弓との間に椎間関節を形成し，脊椎の動作を規定している．腰椎においてはこの椎間関節の関節面は矢状面に近く，あたかも"前にならえ"の手のひらの向きのようになっている．そのため腰椎の各椎間には回旋可動性はほとんどなく，主に前後方向の動きを行う．図1に脊椎の各分節のもつ可動域を屈曲─伸展，側屈，回旋の各方向で表すが，屈曲─伸展挙動は主に下位頚椎，下位腰椎で生じ，回旋挙動は環軸椎と頚椎，胸椎で行われており，腰椎の回旋可動性は少ないことがわかる．このように椎間関節面が各脊椎の椎間挙動を規定することとなり，脊柱の挙動が制限され，同時に関節という構造体による"構造的安定性"が得られる．

　頚椎ではこの椎間関節の水平面に対する角度は上位頚椎ほど水平位に近づき，下位頚椎ほど垂直に近づいている[1]．頚椎を伸展する際には頭部から先に後方へ動き出し，次いで上位頚椎，下位頚椎の順番に伸展挙動が伝播する．このため，上位頚椎は水平方向の動きが大きく，下位頚椎は回転方向の動きが大きくなるが，人類はこのような頚椎挙動を行ってきたために椎間関節関節面の角度が前述のようになっていったものと推察される．自動車の追突事故のときのように，体幹がシートバックによって前方に押され，下位頚椎から伸展挙動が始まり，順に上位頚椎に伝播していく際には，正常な椎間関節挙動は行われず，非生理的な椎間挙動によって関節障害を呈すると推察する[2]．これが頚椎捻挫，頚椎椎間関節障害の受傷機序であることが疑われている．なお胸椎では椎間関節面は水平面に近づいているため，腰椎に比べると回旋可動性が許容されている．

　脊柱の構造的安定性は，四肢の関節と同様に骨・関節と靱帯が担っており，屈曲方向には椎間板の圧縮力と棘間靱帯によって，伸展方向には椎間関節の最終可動性と前縦・後縦靱帯によって，側屈方向には椎間関節と椎間板と横突起間の靱帯によって，回旋方向には椎間関節や椎間の靱帯によって挙動が制限され，安定性を与えている．脊柱にはこれらの構造的安定性機構に加えて，傍脊柱筋群と神経系の働きによる"機能的安定性"が備わっている．傍脊柱筋群はあたかも船のマストを支える艫綱(ともづな)のように，脊柱を多方向に牽引し，神経系の働きによって脊柱が直立するようにバランスをとっている．

2 ニュートラルゾーン

　構造的安定性に頼って脊柱を制動していると，前方では椎間板に，後方や側方では椎間関節に負荷を加えながら制動する．このように骨，関節，靱帯に負荷を加えながら脊柱動作をコントロールしている動作領域を Panjabi は elastic zone と呼び，これらの構造物に負荷が加わらない動作領域を neutral zone と呼んだ（図2）[1]．脊柱をニュートラルゾーンに保つためには，筋肉の働きによる機能的安定性が重要となってくる．またほかの関節と異なり，脊柱は多くの

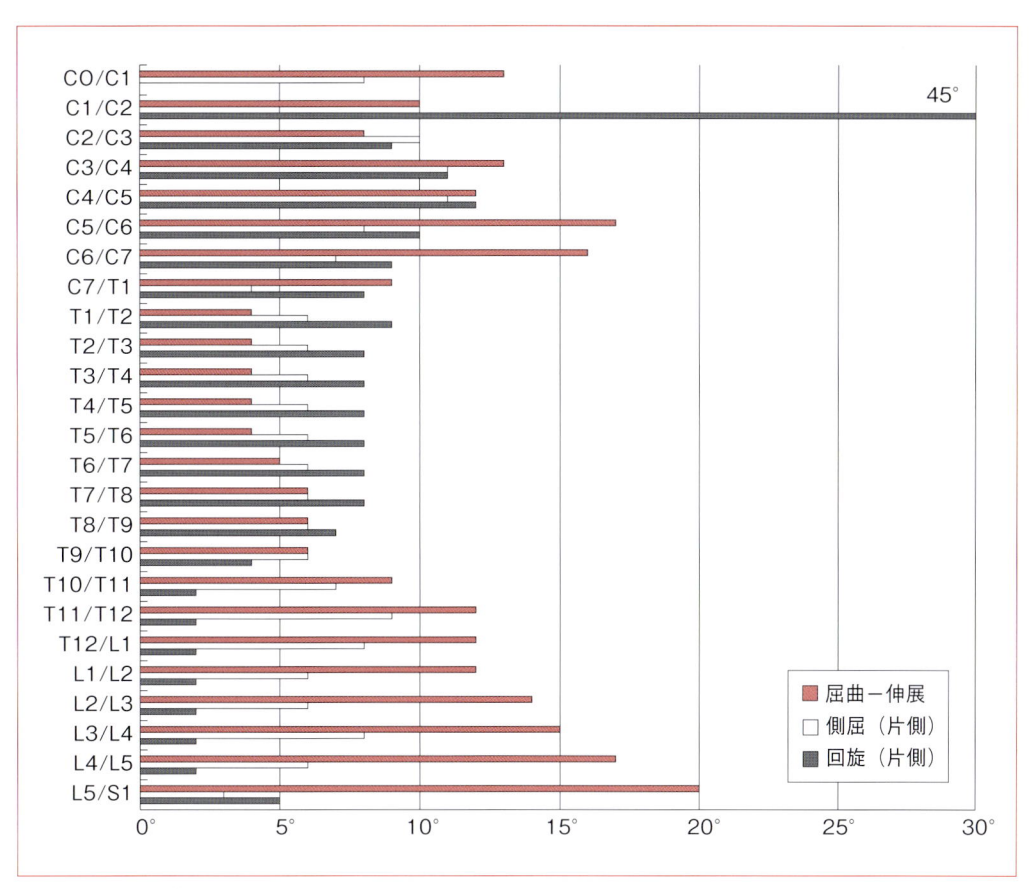

図1 ● 脊椎各分節の可動域
屈曲―伸展挙動は下位頸椎，下位腰椎に大きく，回旋挙動は環軸関節と頸・胸椎に大きい．

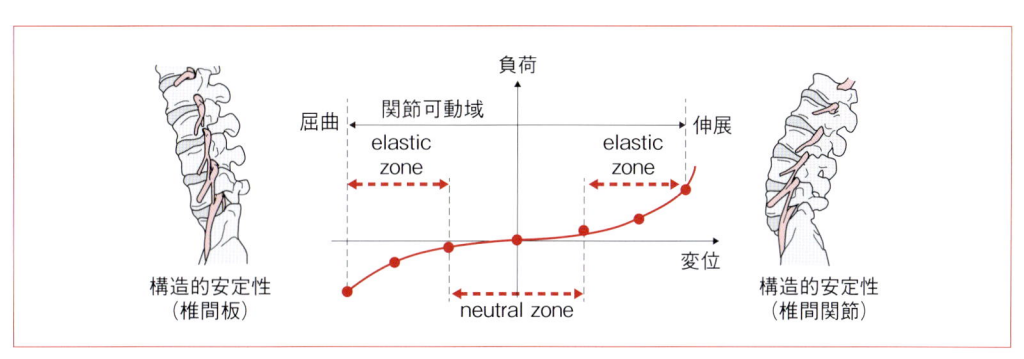

図2 ● elastic zone と neutral zone
関節は最終可動域に近づくと靱帯や骨による構造的安定性によって制動され，前屈では椎間板に，伸展では椎間関節に負荷がかかる．このように組織に負荷がかかり制動される領域は elastic zone と呼ばれ，関節構造体に負荷のかからない領域は neutral zone と呼ばれる．脊柱が常に neutral zone にあれば障害は予防できる．（文献1より引用）

　分節椎間が連なっているため，すべての椎間でニュートラルゾーンを保つ必要が出てくるため，傍脊柱筋群には高い安定化機能が求められる．もしこの安定化機能が十分に働くことができず，ある椎間に elastic zone での運動が繰り返し強いられることになると，椎間板や椎間関節への負荷が加わり続け，腰部障害につながることが予測される．各椎間挙動を常にニュートラルゾーン内に収め続ける運動を行うことができれば，腰痛は人類の宿命ではなくなる．

3 体幹筋の役割
―ローカル筋とグローバル筋（単関節筋と多関節筋）―

　脊柱に機能的安定性を与えている体幹筋群には，脊柱に直接付着している体幹深層筋群（ローカル筋）と，脊柱には直接付着せず胸郭と骨盤をつないでいる体幹浅層筋群（グローバル筋）に分けることができる（詳細はⅣ章を参照）．四肢関節の筋肉も同様に，1つの関節を跨いでいる単関節筋と，複数の関節を跨ぐ多関節筋に分けられる．単関節筋は関節の近傍に位置し，その収縮によって関節の運動を起こすことに加えて，関節を安定させる stabilizer 機能に優れている．

　歩行時には踵が接地した際に，股関節への屈曲モーメントに抗して単関節筋である大殿筋が働くことによって体が支えられる．大きな推進力を発揮するわけではないが，大殿筋は歩行時の股関節 stabilizer として重要な役割をもっている．また同時に中殿筋，小殿筋や梨状筋などの股関節の単関節筋群も相補的に働いて歩行時の股関節安定性を担っている．一方，大腿二頭筋短頭以外のハムストリングは股関節の二関節筋であり，その収縮によって股関節は伸展すると同時に膝関節の屈曲作用も併せ持つ．ハムストリングは大殿筋に比べて股関節から離れた位置にあり，その収縮によって股関節が運動を起こす際には関節の生理的な回転軸から離れたところに外力が作用し，股関節には偏心性の回転モーメントが作用する．この繰り返しによって関節の運動が不安定となり，関節の障害発生の危険性が高まる．このため股関節の伸展動作としては，大殿筋などの単関節筋がはじめに活動し股関節の回転軸を安定させた後に，ハムストリングによる関節中心から離れた外力による大きな回転モーメントを用いて，大きな速い動きを生み出すことが望ましい．このように，ハムストリングの活動にはその適切な収縮タイミングが求められる．もし股関節が屈曲運動し，膝関節が伸展運動しているときに過度なハムストリングの収縮が起こると，遠心性の収縮によって肉ばなれなどの筋損傷が発生することも予測される．また筋損傷が生じるほどの大きな力が発生しなくても，過度な遠心性の収縮が繰り返されることによってハムストリングの付着部の障害が発生することになる．このような障害の発生原因は，ハムストリングと大殿筋の収縮タイミングの不適切さによる股関節安定化機能不全によるものと考えることができる（図3）．

　ローカル筋は脊柱に直接付着するため単関節筋と捉えることができ，グローバル筋は脊柱から離れた位置から大きな外力を生み出す多関節筋と捉えることができる．脊柱の理想的な運動方法は，ローカル筋で脊柱を安定させ，椎間挙動の回転軸を生理的な位置に安定させた状態で，グローバル筋による大きな回転モーメントを用いて大きく速い動作を生み出すことである（図4）．

　たとえば立位で前後屈運動をする際に，ローカル筋が十分に効いていないと最も動きやすい下位腰椎（L4/5）に挙動が集中し，この分節椎間に回旋中心が存在する折り曲げるような挙動となり，elastic zone での挙動の繰り返しによって障害が発生する．一方，ローカル筋が適切に働いている場合には腰椎全体が1つの unit となって胸郭と骨盤をつなぐ1つの関節として機能することができる（図5）．

　またグローバル筋の不適切なタイミングでの収縮や，過剰な収縮によって筋線維や筋膜，

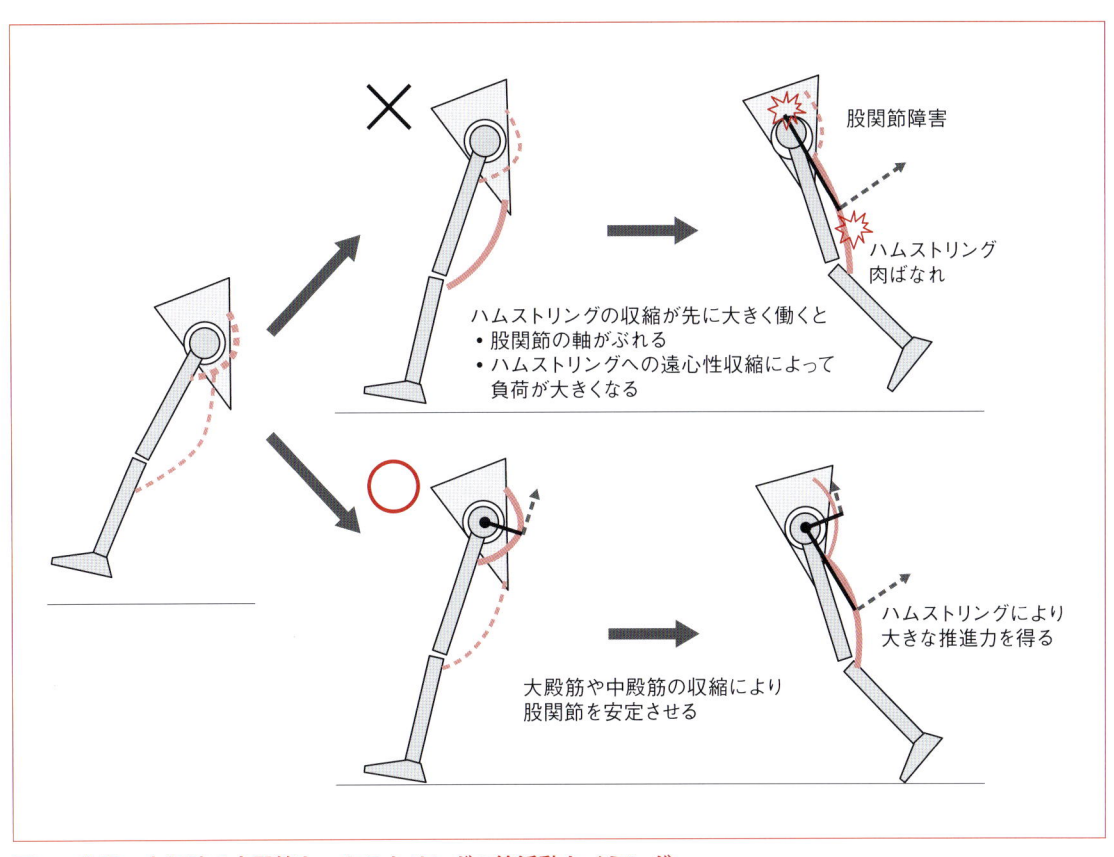

図3 ● 歩行・走行時の大殿筋とハムストリングの筋活動タイミング

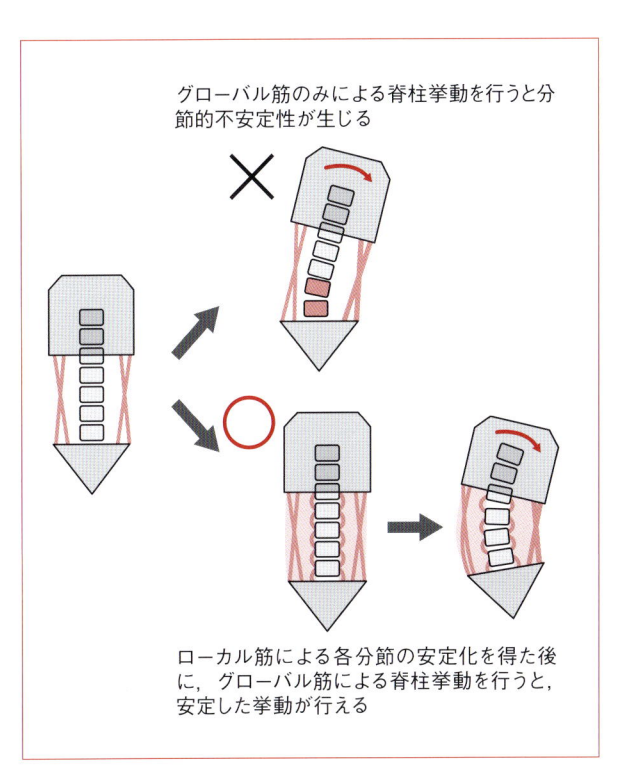

図4 ● 脊柱の理想的な運動方法

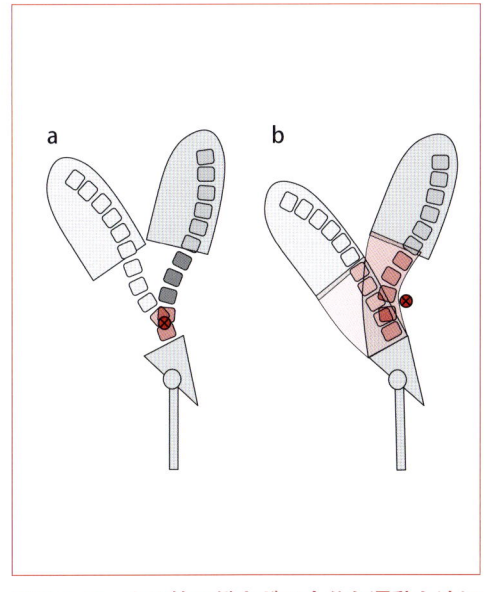

図5 ● ローカル筋の働きが不十分な運動と適切な運動
a：ローカル筋の効いていない前後屈運動．L4/5 に挙動が集中し，回旋中心が同椎間にある．
b：ローカル筋を効かせた運動．腰椎全体が1つの unit として動き，胸郭と骨盤をつなぐ1つの関節として機能する．回旋中心は脊柱の外にある．

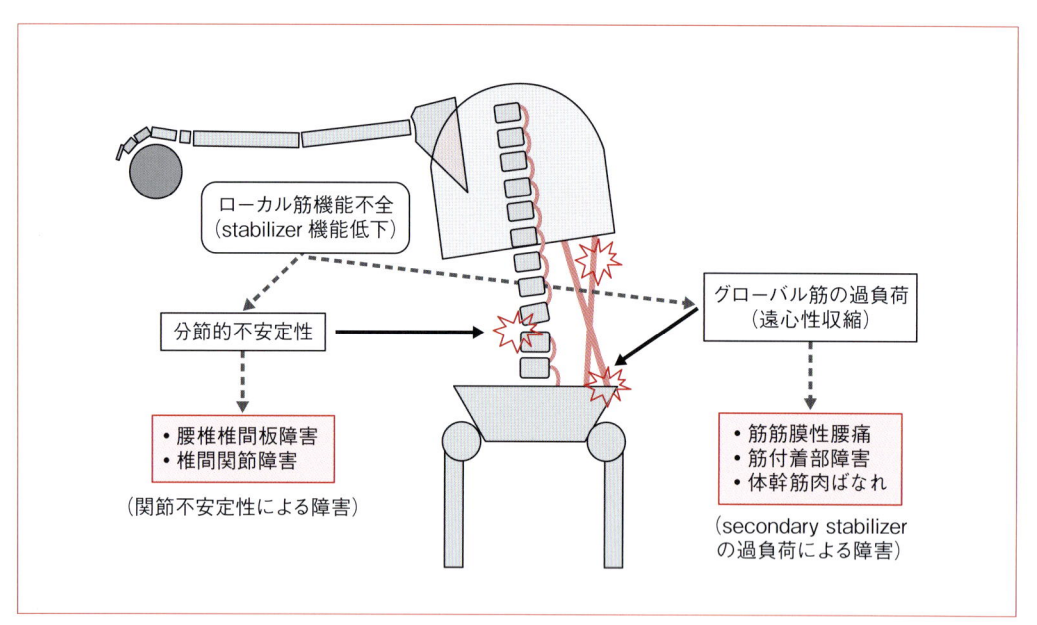

図6 ● stabilizer 機能不全症候群としての腰部障害発生機序

その移行部分に損傷が発生すると筋筋膜性の腰痛を引き起こすことになり，慢性的なグローバル筋の過活動によって腸骨稜の筋付着部に障害が生じることになる（図6）．これらの障害発生機序は前述の股関節と同様と捉えることができ，primary stabilizer である単関節筋の機能不全による関節の不安定性によって関節障害が発生し，その不安定性を抑制するために secondary stabilizer として働く多関節筋への過負荷によって筋・筋膜・筋付着部に障害が発生する．このような病態は stabilizer 機能が適切に働いていないために生じた障害と考えられ，stabilizer 機能不全症候群と捉えることができる．

> **Column**
> 腹横筋は，腰背筋膜を介して脊柱に直接付着しているためローカル筋と捉えることができる．しかし，多裂筋のようにある特定の分節の挙動を司るわけではなく，複数の腰椎の横突起に付着している．この筋肉はいわば腰背筋膜の張力を調整するような役割をもっていると考えられ（図7）[3]，draw-in するとその収縮によって腹部を取り囲む腰背筋膜の筋張力が高まり[3]，腰椎は直線化し，骨盤は後傾する．また腰背筋膜の緊張によって脊柱の運動時に腰椎挙動は各分節椎間に分散され，局所的な挙動は抑制されると考える．屍体実験では，腹横筋の緊張によって 50 N 程度の圧縮力が加わる条件において分節の屈曲方向 stiffness を高めることも報告されている（図8）[4]．
>
> また呼吸筋も動員して腹部を最大限膨らませるときに腹横筋も収縮させる bracing を行う際には，腰背筋膜が他動的に緊張させられるのに抵抗するように腹横筋は収縮するため遠心性の収縮様式となり，筋活動量は大きくなり，筋肉のトレーニングとしては有効な方法と考えられる．しかし，日常生活動作や通常のスポーツ活動時に適切なタイミングでの収縮を図るための神経―筋の促通を目的とした運動としてはお腹を凹ませる（hollowing）draw-in が適していると考える．

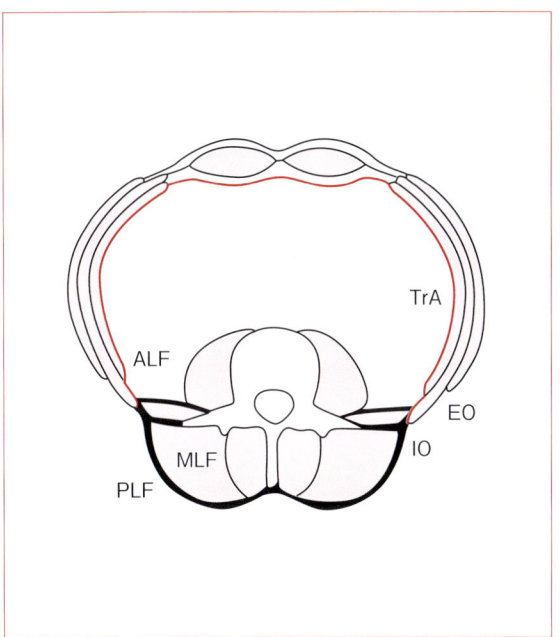

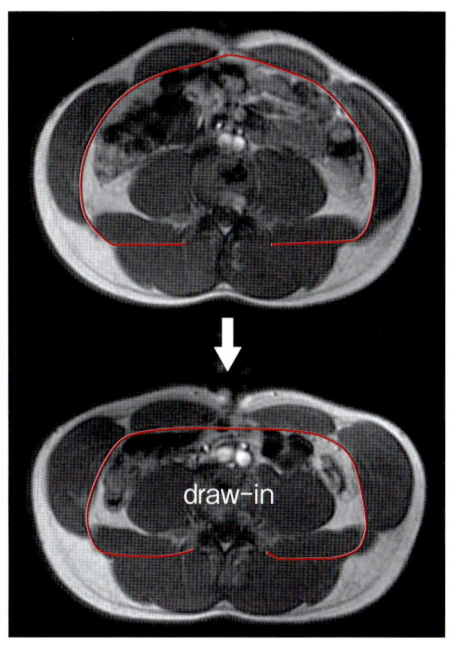

図7● 腹横筋
腹横筋(TrA)は腰背筋膜(MLF)を介して腰椎横突起に連続し，draw-in動作によって収縮し，腰背筋膜の緊張を高める．（文献3より引用）

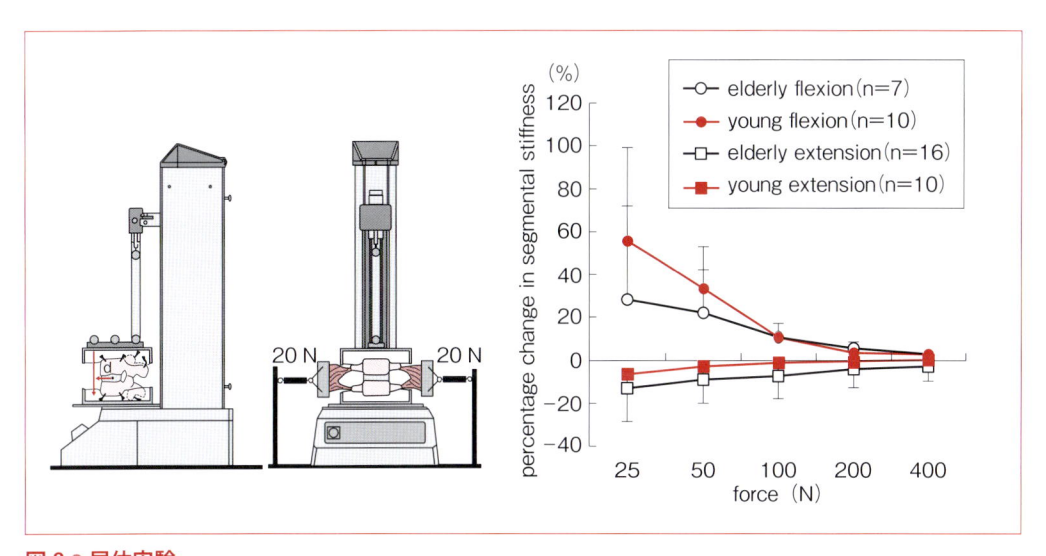

図8● 屍体実験
腹横筋により腰背筋膜に緊張を加えることによってneutral zone内での脊柱分節の屈曲方向stiffnessが高まる．（文献4より引用）

4 神経系の役割，フィードフォワード機能

　脊柱に安定した運動を行わせるためには，ローカル筋がまず働いて脊柱の安定性を高めてからグローバル筋を使った動きを出すことが望ましい．体幹筋研究の第一人者であるHodgesらによる有名な研究のなかに，この筋活動タイミングに関する研究がある（Ⅳ章の4参照）．被

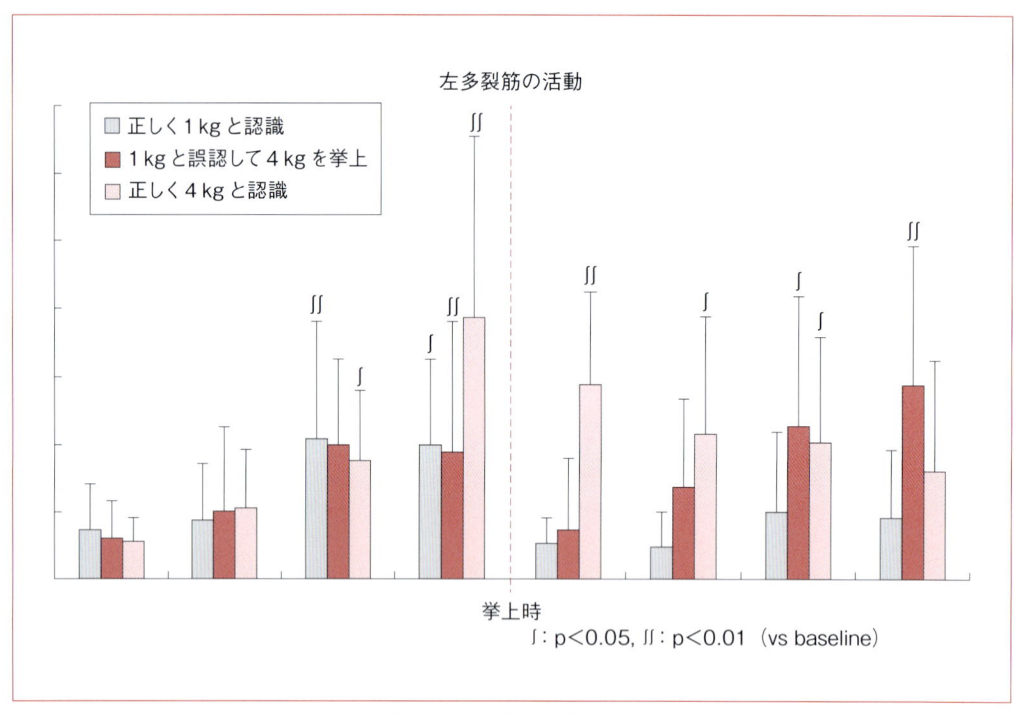

図9 ● 重さのわからないものを持ち上げた際の体幹筋活動
物の重さを正しく認識しているときは挙上直前が最も大きい活動を示している．しかし，1kgと誤認して4kgの物を持ち上げた際には，挙上前に十分な多裂筋の活動が得られず，挙上後に筋活動量が増加した．この間は4kgの物を持ち上げるために必要な体幹筋活動は起きておらず，stabilizer機能不全状態が起こっている．（文献9より引用）

験者に上肢の挙上を行わせ，その際の三角筋と体幹筋群の活動開始時間を解析したところ，三角筋が活動を開始する前に同側の腹横筋の活動が開始していた[5]．これは，上肢の挙上によって，体幹には上肢重量と体幹からの距離に相当する回転モーメントが作用し体幹の動揺を生じてしまうことを避けるために，あらかじめ腹横筋を収縮させ，脊柱の安定性を確保したうえで上肢を挙上させる合目的的な筋活動であると考えられる．このように何らかの外乱が生じる前にローカル筋があらかじめ働く反応はフィードフォワード機能と呼ばれ，錐体外路性の神経系によって調整される．同様の筋活動はさまざまな運動において確認されていて，たとえばジャンプ動作を行う際には足が地面から離れる数十ミリ秒前に，体幹筋が深部から働き始め離地の瞬間には体幹が安定していることが確認された[6]．しかしこのようなフィードフォワード機能は正しく機能する者と，していない者との個人差が存在する．Hodgesらは腰痛を有する者にはこの機能が低下しているものが多く，その改善によって腰痛が軽減したことを報告している[7,8]．

われわれはこのフィードフォワード機能を人為的に阻害し，その際の筋活動を解析する研究を行った（図9）[9]．被験者に座位でテーブル上のペットボトルを持ち上げる動作を指示し，はじめは水の入った1kgの物を持ち上げさせた．その際の体幹筋活動を解析したところ，多裂筋の筋活動は物が持ち上がる前に最も大きく活動し，持ち上げた後は活動が低下した（図9■）．このように挙上動作の際にも持ち上げる前に体幹筋の活動を高めて，持ち上がった際の回転モーメントに備えていたと考えられる．次に被験者には告げずに鉛の入った4kgの物にすり替えて同様の動作を行わせたところ，多裂筋の活動は持ち上げる前に1kgのときと同様

の活動を示したが，持ち上げた後から活動量が著明に増加した（図9■）．その後，4 kgと正しく認識した状態で持ち上げさせたところ，持ち上げる前の筋活動量は著明に増加し，持ち上げた後はゆるやかに低下した（図9□）．これらのことから，これから持ち上げる物質の重量を知っているときにはその重さに見合ったフィードフォワード的な筋活動によって挙上時の外乱に備えていることが推察された．もし物の重量を誤って認識した状態で持ち上げると，フィードフォワード機能が適切に働かず，挙上の瞬間に脊柱には重量物による回転モーメントを支えるだけの筋活動が起きていないため，脊柱に不測の挙動が生じることが予測される．このようにして生じた不意な不安定性によって，椎間板内圧が上昇して線維輪が損傷したり，椎間関節に異常挙動が強いられることによって関節の障害としての腰部障害が発生することが予測される．またローカル筋による安定性が得られないため脊柱起立筋や外腹斜筋などのグローバル筋に過度の負荷がかかり，筋や筋膜に損傷が生じることも危惧される．これらがいわゆる"ぎっくり腰"の発症機転であると考える．

このように体に生じる外乱に対応してあらかじめローカル筋を収縮させ，体への負荷に備えることは脊柱の動的安定性を保つために重要な機能であり，その機能を高めることによって腰部障害を予防することができると考える．またこのような機能は腰部障害予防のみならず，最適な身体活動を行うためにも必要な機能であり，スポーツ選手にとっては競技力向上のために必要な機能ということもできる．一般的に"一流選手は怪我をしにくい"といわれるが，優れた身体活動を行うことができる選手は体の各組織に加わる外乱に備える能力も高いため，障害や外傷を起こしにくいと考える．これらの神経系の機能は成長期に体に加わる外乱や動作経験を通して身についてくるものと考えられるため，成長期に十分に体を使う経験を積ませることが重要である．

フィードフォワード機能が劣っている慢性腰痛者に対して，体幹深部筋のトレーニング介入による再教育によってフィードフォワード機能が獲得され腰痛が軽減することも報告されている（Ⅵ章参照）．中高齢者の慢性腰痛者に対してもローカル筋を適切に使うことを指導することによって体幹安定機能の再獲得が期待され，腰痛体操として有用であることが示唆される．

また，ローカル筋機能向上によってスポーツ活動時の体幹安定性が高まり，競技パフォーマンスが向上することも期待される．実際にローカル筋を収縮させるウォーミングアップを行うことによって即時的に身体バランス能力が向上したり，ジャンプ高が上昇することが報告されている[10,11]．これらについてはⅦ章にて解説する．

5 stabilizer機能不全によって発生する障害

このように，脊柱の安定した運動を行うためには，グローバル筋よりも先にローカル筋が収縮し運動時の脊柱の安定化を図ることが重要となる．もしローカル筋の筋力が不十分であったり，その活動タイミングが遅れていたり，脊柱に加わる外乱の大きさが大きすぎると，脊椎の分節的不安定性によって椎間板，椎間関節の障害が発生する．またローカル筋による安定性が不十分であると，安定させるためにグローバル筋が代償的に過活動となり，グローバル筋である脊柱起立筋に筋障害として筋筋膜性腰痛や筋付着部障害が発生することも推定される

（stabilizer機能不全症候群）．運動時の各関節の安定性を保つための単関節筋がstabilizerとして十分に機能しないために生じる以下の障害も，同様にstabilizer機能不全症候群として捉えることができる．

1 肩関節インピンジメント障害

肩甲骨周囲筋や腱板筋群の機能低下によって肩甲上腕関節運動軸が偏位し，肩峰下インピンジメント症候群やインターナルインピンジメント障害としての関節唇損傷などが発生する．肩関節障害の予防を目的に腱板機能向上トレーニングは広く行われているところであるが，運動時の肩甲骨の安定性により肩甲上腕関節への適切な位置を提供するための方策やトレーニング方法は明らかにされていない．上肢を挙上する運動を行う際に肩甲骨が挙上，前傾することによって肩峰下インピンジメントの危険性が高まることが予測される．大学野球選手を対象として下部・中部僧帽筋に対するトレーニングを行ったところ投球動作時コッキング期の肩甲骨外旋角度が増加したことが報告されていることから[12]，これらの肩甲骨安定化筋群の働きが注目される．

2 上腕骨外上顆炎

手指の運動の際には，深指屈筋の働きを補助するために手関節を背屈位固定することが必要になり，橈側手根伸筋の活動が求められる．橈側手根伸筋が深指屈筋よりも先に収縮し手関節背屈位で物を把持することが合理的な動作であるが，橈側手根伸筋の活動タイミングが遅れると物を把持して背屈するときに橈側手根伸筋には遠心性の収縮が生じることになり，その繰り返しによって筋付着部障害として外上顆炎が発症する．このような病態も一種のstabilizer機能不全症候群と捉えることができる．

3 大腿内転筋付着部障害（グローインペイン）

サイドステップ動作の際には，足部が着地する前に内転筋がフィードフォワード的に活動し，着地の衝撃に備える．このような動作時に骨盤を水平に安定させておくためには，体幹筋群と股関節周囲筋群の活動のバランスが重要となる．疲労によって内転筋活動が低下したり，体幹ローカル筋機能が不十分で着地時に骨盤安定性が保たれていないと，内転筋に過度の負荷が加わり遠心性の収縮が生じ，付着部障害が発生する（図10）[13]．このように内転筋付着部障害を予防するためには対側の体幹筋群の働きが重要と考えられ，グローインペインを有する選手は腹横筋の筋厚が減少していることも報告されている[14]．またサイドステップ動作時に体幹筋による骨盤側方安定性が低下すると膝関節への外反力が増し，膝関節の外傷を引き起こすことも推察される（図11）[13]．

体幹側方安定性に乏しい選手は膝外傷発生率が高くなることがコホート研究から報告されており，下肢外傷予防のためにも体幹安定性が重要であることが示唆される[15]．また実際に女子サッカー選手に下肢外傷予防を目的に体幹筋トレーニングを含む運動介入を行ったところ，

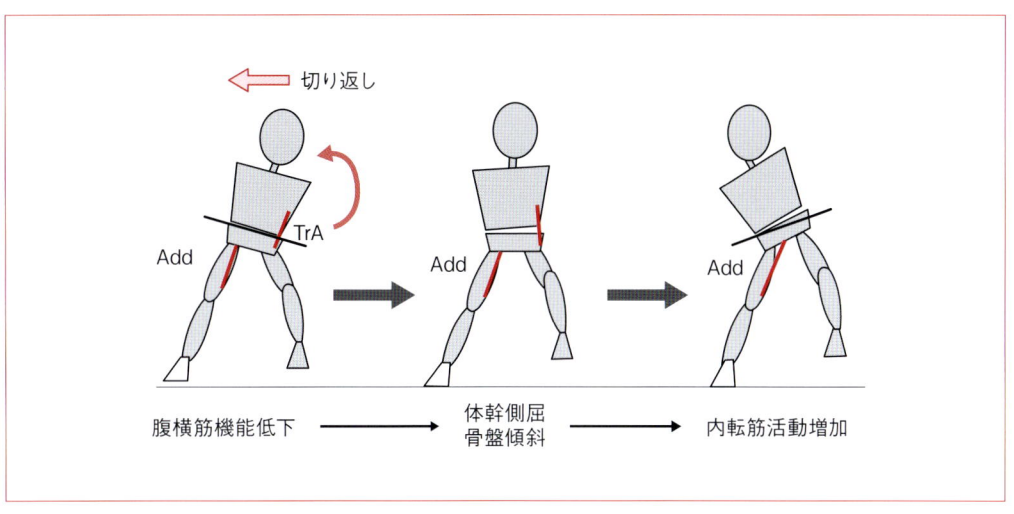

図10 ● サイドステップ時の骨盤安定性
サイドステップ動作時に腹横筋機能不全により骨盤傾斜が大きくなると大腿内転筋群の遠心性収縮によって過活動となり，内転筋損傷や付着部障害が発生する．（文献13より引用）

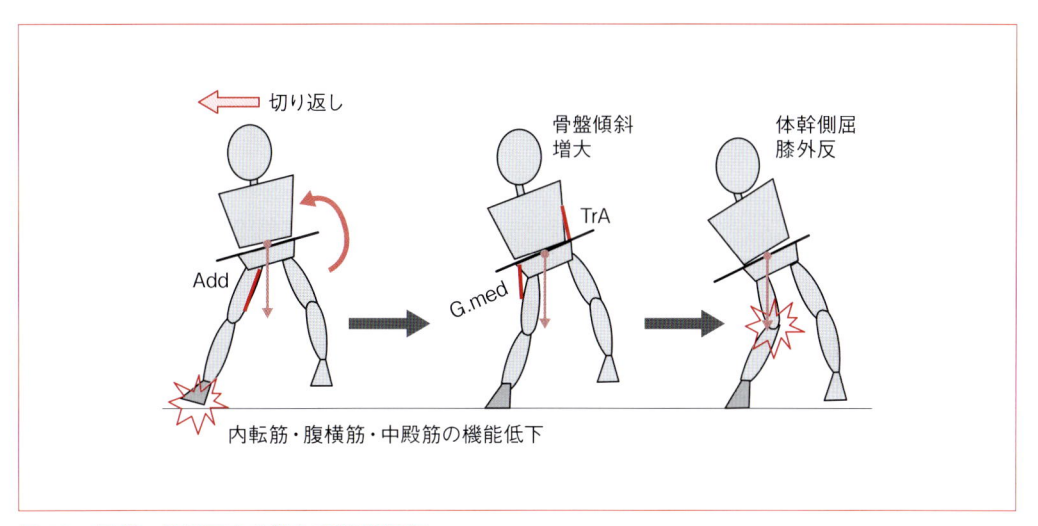

図11 ● 骨盤・体幹不安定性と膝靭帯損傷
サイドステップ動作時に内転筋，中殿筋や腹横筋の機能不全によって骨盤の安定性が損なわれると，膝関節の外傷を引き起こすことになる．（文献13より引用）

外傷発生が減少したことも報告されている[16]．このように体幹安定性の向上は下肢外傷を予防する方法として注目されている．

4 腸脛靭帯炎

　走行時に骨盤，股関節を安定させるためには中殿筋のstabilizer機能が重要となるが，中殿筋の疲労などによる機能不全があると骨盤股関節の安定のために大腿筋膜張筋・腸脛靭帯の役割が増し，腸脛靭帯炎を発症させる．そのため腸脛靭帯炎の選手には，中殿筋機能の向上がアスレティックリハビリテーションとして推奨されている．

スポーツ障害には，筋・腱・骨付着部への伸張ストレスによって発症する牽引性障害と組織どうしがこすれたりぶつかったりして発症するインピンジメント障害が主要な病態であるが，これらに加えてこのstabilizer機能不全症候群も運動器の障害のひとつの主要な病態と考える．本症候群への対処方法としては，関節安定化機能の向上のための単関節筋の筋力向上と筋発揮タイミングの適正化のための神経—筋促通介入が求められる．

文　献

1) White AA, et al : Clinical Biomechanics of The Spine, Lippincott Williams & Wilkins, Philadelphia, 1990
2) Kaneoka K, et al : Motion analysis of cervical vertebrae during whiplash loading. Spine 24 : 763-770, 1999
3) Barker PJ, et al : Tensile transmission across the lumbar fasciae in unembalmed cadavers: effects of tension to various muscular attachments. Spine 29 : 129-138, 2004
4) Barker PJ, et al : Effects of tensioning the lumbar fasciae on segmental stiffness during flexion and extension: Young Investigator Award winner. Spine 31 : 397-405, 2006
5) Hodges PW, et al : Preparatory trunk motion accompanies rapid upper limb movement. Exp Brain Res 124 : 69-79, 1999
6) Okubo Y, et al : Abdominal muscle activity during a standing long jump. J Orthop Sports Phys Ther 43 : 577-582, 2013
7) Hodges PW, et al : Delayed postural contraction of transversus abdominis in low back pain associated with movement of the lower limb. J Spinal Disord 11 : 46-56, 1998
8) Hodges PW, et al : Inefficient muscular stabilization of the lumbar spine associated with low back pain. A motor control evaluation of transversus abdominis. Spine 21 : 2640-2650, 1996
9) Watanabe M, et al : Trunk muscle activity while lifting objects of unexpected weight. Physiotherapy 99 : 78-83, 2013
10) 今井　厚ほか：異なる体幹エクササイズが静的バランスに及ぼす即時効果．日臨スポーツ医会誌 20：469-474, 2012
11) Imai A, et al : Effects of two types of trunk exercises on balance and athletic performance in youth soccer players. Int J Sports Phys Ther 9 : 47-57, 2014
12) 安達　玄：大学野球選手における僧帽筋に着目した介入トレーニングによる肩甲骨機能性の変化の検討．早稲田大学卒業論文，2015
13) 青木健太：サイドステップ動作時の下肢・体幹筋活動解析．早稲田大学スポーツ科学研究科修士論文，2012
14) Jansen J, et al : Resting thickness of transversus abdominis is decreased in athletes with longstanding adduction-related groin pain. Man Ther 15 : 200-205, 2010
15) Zazulak BT, et al : Deficits in neuromuscular control of the trunk predict knee injury risk: a prospective biomechanical-epidemiologic study. Am J Sports Med 35 : 1123-1130, 2007
16) Waldén M, et al : Prevention of acute knee injuries in adolescent female football players: cluster randomised controlled trial. BMJ 344 : e3042, 2012

II
機能的腰部障害とは？

金岡恒治

1 非特異的腰痛とは

　腰痛は非常に頻度の高い一般的な症候であるが，画像検査を行い器質的な変化を認め，その病態が明らかにされる特異的腰痛の頻度は約15％程度とされ，残りの85％は画像検査においては何ら異常のない"非特異的腰痛"と呼ばれている．その症状の遷延化には心理的な要因も少なからずかかわっており，病態を複雑にしている．

　この非特異的腰痛は整形外科医を受診しても病態が明らかにされず，安静や投薬で経過をみることが多い．しかし多くの腰痛はそのような対処でいったんは症状が軽減するが，日常生活や就労における脊椎への負担によって再発する．初回に整形外科医において満足な予防方法を得られなかった腰痛者は，身近にある代替医療を受診し，さまざまな対処方法を取捨選択し，自分に合った方法でしのいでいくことになるが，それでも軽減しない者はよりよい対処方法を求めてさまざまな診療施設を渡り歩くいわゆる"腰痛難民"となる．このことは腰痛者自身にとっても不利益であるだけでなく，医療費の高騰にもつながる．腰痛診療を適正に行うためには，この85％を占める非特異的腰痛の病態を適切に評価し，最適な対処方法を提示し，再発を予防することが求められる．

2 腰部障害の機能的評価方法

　器質的な異常所見を認めない腰部障害は，脊柱への負荷に対して脊柱の機能が十分に対応できていない機能的障害と捉えることができる．そのため，脊柱に何らかの負荷を加えて症状の再現をみる機能的な評価方法が必要となる．画像検査による何らかの器質的変化が"物的証拠"であるとすれば，これらの機能的評価所見はいわば"状況証拠"にあたる．裁判では状況証拠だけでは有罪（診断）とすることはできないが，物的証拠が見つけられないからといって腰痛者への対処を行わないわけにはいかない．そのためできるだけ多くの，正確性の高い状況証拠を集めて，そこから病態を推察し，その病態に適した対処方法，運動療法を処方することが求められる．機能的評価方法として，まず十分な問診を行い腰痛発症の状況を把握する．次いで脊柱所見と触診にて運動時痛や圧痛の有無を診て，病態を推定する．以下にその方法について解説する．

1 問　診

　どのような姿位・動作で腰痛が誘発されるかを問診で明らかにする．椎間板障害を呈する場合には腰椎の前弯が減少する座位の保持がつらく，腰椎の前弯が増す立位にて軽減することが多い．また，くしゃみやいきみなどで椎間板内圧が上昇するときに腰痛が出現する．腰椎後方要素に疼痛源がある椎間関節障害や腰椎椎弓疲労骨折では，立位の持続や柔らかいベッドに背臥位になり腰椎前弯が増すときに症状が悪化する．仙腸関節障害では，階段昇降の片脚荷重時や座位（特に体育座り）時の仙骨への圧迫力によって腰痛が誘発される．筋筋膜性腰痛の場

合には，筋緊張が高まる動作を行う際や筋収縮が誘発される動作のときに腰痛が出現する．また，変形性脊椎症や腰椎すべり症などでは椅子からの立ち上がりや，臥位からの起き上がり時などの動作開始時に腰痛が誘発されることが多い．

2 脊柱所見

　ニュートラルゾーンを超える動きを強制した際の疼痛の再現をみる．前屈を強制させ椎間板内圧を上昇させた際に腰痛が再現される場合には，椎間板に病態が存在することを疑う．逆に腰椎を伸展させ椎間関節に負荷を加えた際に腰痛が再現される場合には，椎間関節障害や腰椎椎弓疲労骨折を疑う．特に，腰椎を左右斜めに伸展させることによって片側の椎間関節や分離部に負荷を加えて腰痛が出た際には，同側の障害を疑う（Kemp手技）．腰部脊柱管狭窄症で神経根が後方より圧迫されているときには，腰椎を斜め後ろに伸展させることで神経根の通る脊柱管外側陥凹部分の狭窄が強くなり下肢痛が誘発される．この検査方法はKempテストと呼ばれるが，同様の手技によって腰痛が誘発される場合には"Kemp手技にて腰痛が誘発される"と表現される．

3 圧　痛

　腰部障害においては圧痛の有無による障害部位の推定が重要である．棘突起に母指で圧迫力を加えて，腰痛の誘発の有無を確認する．たとえばL4/5の椎間関節障害であれば，L4とL5の棘突起を押すことで障害椎間関節に負荷が加わり腰痛を誘発することになる．腰椎椎弓疲労骨折でも同様に障害椎の棘突起に圧痛を誘発する．また，たとえばL4/5の椎間板障害を呈する場合でも，L4，L5棘突起に圧痛が出現する．このため障害部位の判定は脊柱所見などと併せて総合的に判断することになるが，少なくとも障害高位を特定することにはつながる．また筋筋膜性腰痛であれば，脊柱から離れた傍脊柱筋の上に圧痛を有し，脊柱起立筋の付着部障害では腸骨稜に圧痛を有する．仙腸関節障害の場合には，圧痛は後上腸骨棘付近に局在するため障害部位診断に有用である．

　これらの各種疼痛誘発テストや後述する特殊なテストを用いて，機能的な腰部障害の病態を診断する．以下に代表的な機能的腰部障害について解説する．なお，この機能的腰部障害の機能的評価方法についてはV章の3で詳述する．

3 椎間板性腰痛

1 椎間板の変性とは

　椎間板はゲル状の髄核を線維輪が取り囲む構造をし，髄核内には軟骨細胞によって生合成されるヒアルロン酸やコンドロイチン硫酸が結合して構成されるプロテオグリカンが豊富に存在

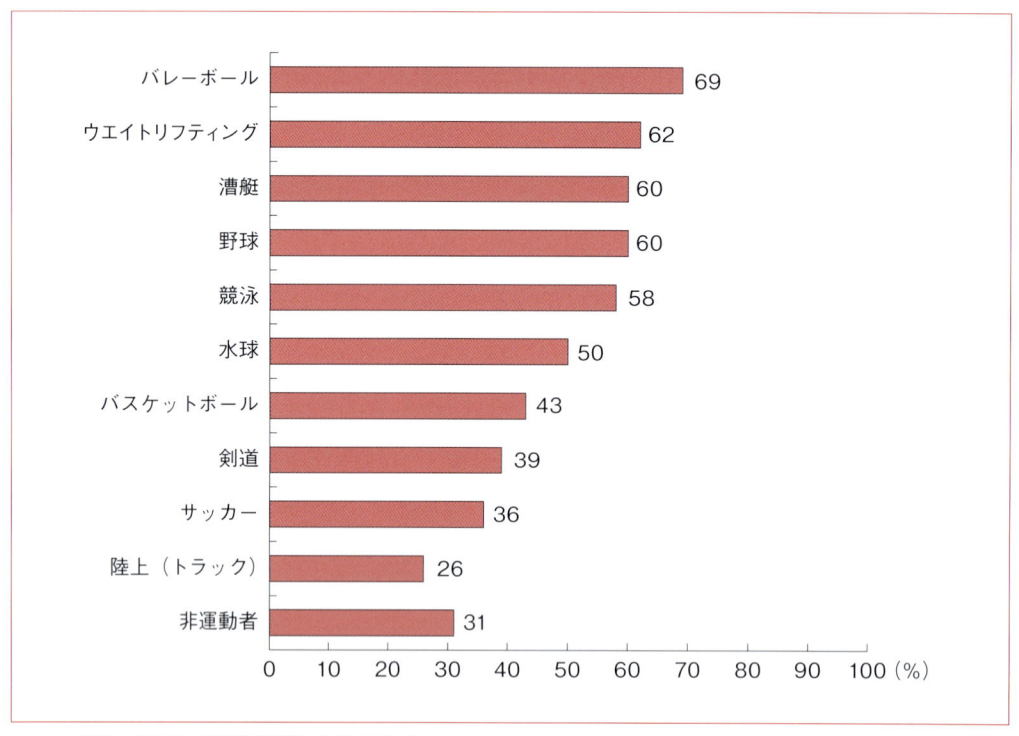

図1●競技種目別の腰椎椎間板変性保有率

競技	保有率(%)
バレーボール	69
ウエイトリフティング	62
漕艇	60
野球	60
競泳	58
水球	50
バスケットボール	43
剣道	39
サッカー	36
陸上（トラック）	26
非運動者	31

している．プロテオグリカンは水分を保持する役割をもち，椎間板に加わるエネルギーを吸収するショックアブソーバーとして機能する．軟骨細胞によるプロテオグリカン生成能が低下すると髄核内の水分量が減少し，椎間板は変性する．この椎間板変性のリスクファクターにはさまざまなものがあげられており，中高齢者を対象としたわれわれの疫学的調査結果によると，加齢，高BMI，高LDLコレステロール，重労働に並んで，スポーツ活動経験もそのリスクファクターであることが示された[1]．またスポーツ活動と椎間板変性の関連を明らかにすることを目的に体育系大学の運動部員（野球，サッカー，剣道，競泳，バスケットボール）および，競技スポーツ経験のない対照群を対象とした腰椎椎間板変性率の横断調査を行ったところ，対照群（31％）と比較して野球選手（60％），競泳選手（58％）に椎間板変性が有意に多く発生していた[2]．その後の種目別の椎間板変性横断調査結果として漕艇選手（60％），ウエイトリフティング選手（62％）にも変性率が高いことが明らかにされている（図1）．このように競技種目間で椎間板変性率が異なることから，それぞれの競技に特異的な身体挙動が椎間板への負荷となり変性に関与していることが疑われる．

2 椎間板変性と腰痛

変性した椎間板の保有率と経験した腰痛との関連を解析したところ，経験した腰痛の程度が強いほど，変性椎間板の保有率が高いことが示された[2]．これまで行われたさまざまな調査では腰椎椎間板変性と腰痛との関連は明らかではないとの報告が多く，椎間板変性が腰痛の原因となるか否かは明らかでなかったが，少なくとも今回の調査によって20歳前後の若年者に限

れば椎間板変性は腰痛と関連していることが推察される．

　変性して衝撃吸収能の低下した椎間板に大きな外力が作用することによって，線維輪に損傷が生じる．変性の起きていない正常椎間板内には疼痛を生じる侵害受容器は存在していないが，線維輪の損傷が生じ，その部位から炎症性のサイトカインが放出されると，線維輪周囲から損傷部位を修復するために血管が線維輪の中に侵入してくる．また同時に神経組織も損傷部位に向かって侵入してくる[3〜5]．このようにして神経の入り込んだ線維輪に再度外力による損傷が発生すると，激しい腰痛が発生する．

3 評　価

　椎間板性腰痛は椎間板内圧が上昇することによって増強することが特徴であり，くしゃみや咳，前屈動作，骨盤後傾位での座位などで強くなる．これらは典型的な腰痛誘発状況であるが，たとえば線維輪の損傷が椎間板後方に局在する場合には，過度な伸展姿位によって損傷部位が刺激され腰痛が誘発されることもあるので評価の際には注意を要する．損傷した線維輪を通って髄核が脊柱管内に移動すると後述の椎間板ヘルニアとなる．椎間板の変性はMRIで髄核の輝度低下として評価し，X線では椎間板高の減少として評価される．しかし，明らかに椎間板性の腰痛の病態を呈していても，若いスポーツ選手では椎間板の変性所見を認めないこともあり，画像検査の評価には注意を要する．またMRIによる椎間板変性所見やX線写真での椎間板高の減少は経過によって正常に戻ることはなく，非可逆的な一方的な老化の過程であり，いったん変性すると生涯その所見が残ることになる．よって現在の腰痛が変性椎間板によるものか，そのほかの部位から生じているものなのかは画像検査だけでは判断はできないため機能的な評価方法が必要となる．

　椎間板性腰痛の機能的な評価として最も確実な方法は，椎間板内への注射によって局所麻酔薬を注入する椎間板ブロックとなる．このブロック注射によってそれまでの腰痛が軽減・消失すればその腰痛は椎間板由来と確定できる．しかし，このような侵襲的な検査・治療を行うか否かはそのときの状況に応じて判断することになる．

4 対処方法

　椎間板性腰痛の自然経過としては，損傷された線維輪は侵入してきた血管によって運ばれてくる線維芽細胞などが生成するコラーゲンによって修復されるが，これにはおおよそ2〜3カ月を要する．この修復期間に椎間板内圧を高くしないように注意することが必要であり，骨盤前傾位による腰椎前弯の増強やローカル筋群の機能改善による脊柱の安定化が求められる．また前屈運動時には腰椎，骨盤，股関節が適正なリズムをもって協調した屈曲運動が重要となり，股関節挙動の少ない前屈運動を行っていると下位腰椎に局所的屈曲運動が生じ，同部位の椎間板障害を引き起こすことになる．ハムストリングの伸長性を高め，股関節の屈曲可動性を改善することで椎間板への負荷は減少する（図2）．

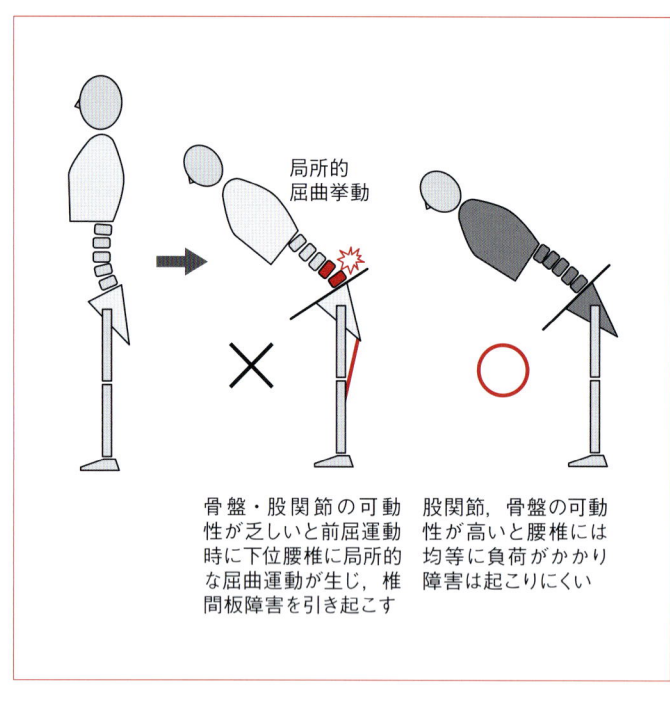

図2 ● 腰椎・骨盤・股関節リズムの不調は椎間板障害を引き起こす

骨盤・股関節の可動性が乏しいと前屈運動時に下位腰椎に局所的な屈曲運動が生じ、椎間板障害を引き起こす

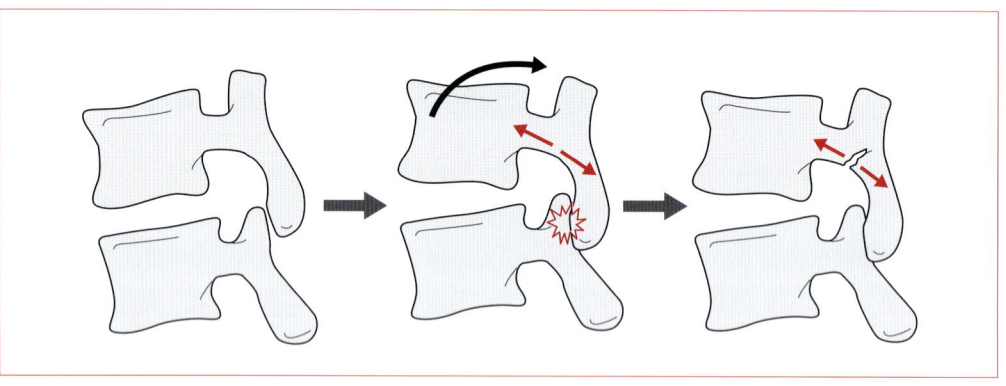

股関節、骨盤の可動性が高いと腰椎には均等に負荷がかかり障害は起こりにくい

図3 ● 伸展型腰痛の発症機序
伸展動作の繰り返しによって椎間関節に負荷が加わり、障害が発生する．また、椎弓の関節突起間部に伸長ストレスが繰り返し加わると骨吸収が生じ、腹側より疲労骨折が生じて背側に伸展し、分離症となる（Ⅲ章の2参照）．

4 椎間関節性腰痛

1 椎間関節の特徴と評価

　椎間関節は侵害受容器が豊富に存在する滑膜関節であり[6]，膝や股関節と同様に過度な負荷が加わることによって関節に炎症が生じ疼痛を発する（図3）．椎間関節への負荷は腰椎の伸展，回旋動作によって増加するため，このような動作を繰り返すアスリートには椎間関節性腰

図4● 腰椎伸展制限，Kemp手技にて腰痛が誘発され，L5棘突起の圧痛を認め，椎間関節障害と推定された患者の単純X線像
腰椎の前弯の減少と側弯症を認める．1カ月後には側弯は消失しており，機能的な側弯であったことがわかる．

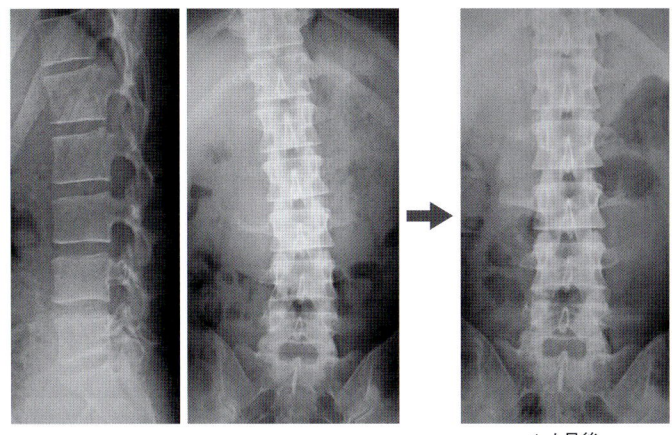

痛の頻度が高い．腰椎の前弯が強くなる立位や，骨盤前傾姿勢，腰椎伸展時に腰痛が増強することが特徴であり，その多くは前弯の強い下位腰椎に発生する．機能的な評価方法として，腰椎の伸展時の腰痛，椎間関節に負荷を加える斜め後方への伸展動作（Kemp手技）による腰痛誘発，障害された椎間関節につながる棘突起の圧痛（L4/5椎間の障害であればL4，L5棘突起の圧痛），椎間関節の圧痛によって評価する．椎間関節障害に特異的な画像所見は少ないが，片側の椎間関節障害によって単純X線像において疼痛性の側弯を呈したり，腰椎の前弯が減少したりする所見を認めることがある（図4）．

　また，椎間板の変性が生じ，椎間板高が減少すると，椎間関節への加重負担が増加し，軟骨が変性，消失し，椎間関節の変形性変化が出現し（図5），変形性脊椎症へと進行していく．このような過程で椎間関節の変形性変化によって疼痛を生じ，椎間関節性の腰痛を引き起こすことが考えられる（図6）．このような初期の変形性変化においてはX線やMRIでは椎間関節の異常所見を認めることはできず，椎間板腔の狭小や椎間板変性のみが認められ，画像所見から診断をすると椎間板障害と誤認されることがあるため，必ず機能的な評価を行う必要がある．また，椎間関節に炎症が生じることによって隣接する脊髄神経神経根への刺激となり下肢痛が誘発されることもある[7]ため，下肢痛を訴えるからといって必ずしも椎間板ヘルニアや脊柱管狭窄などによる圧迫が存在するわけではない．

2 対処方法

　椎間関節性障害に対する対処として同関節への物理的負荷を減ずることが求められるため，骨盤の前傾角度を減少させ腰椎の前弯を減らすような介入を行う．腹横筋は骨盤を後傾させる働きをもつ[8]と同時に，腰椎の安定化を図り椎間関節への負荷を減らすことができると考えられるため腹横筋機能向上を目的とした運動療法を行う．

　また身体の伸展動作を行う際には股関節，下位腰椎，上位腰椎，胸椎，胸郭，肩甲胸郭関節，肩甲上腕関節のすべての関節を用いるように指導する．もしも大腿直筋や腸腰筋のタイトネスによって股関節伸展可動性が低下したり，上位腰椎，胸椎，胸郭の可動域制限などによって下位腰椎以外の部位の伸展可動性が乏しいと，伸展動作の際に下位腰椎に伸展挙動が集中し

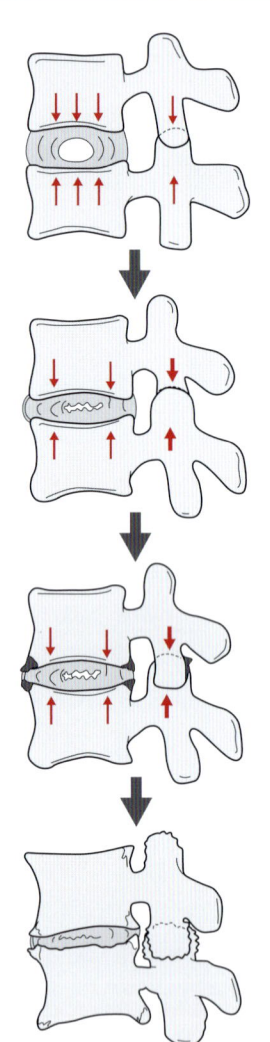

正常な脊椎分節

椎間板と椎間関節により荷重の分担・挙動が行われる．

椎間板内のプロテオグリカンが減少し，水分含有量が低下し，荷重分担機能が低下する．
線維輪が損傷し修復機転として神経組織が新生し，椎間板への負荷が加わると椎間板性腰痛を発症する．

椎間板機能の低下によって椎間関節への負荷が増し，過度の伸展・回旋負荷によって椎間関節性腰痛が発症する．

椎間板機能不全によって椎体周囲に負荷が加わり続け，骨棘が形成される．また椎間関節軟骨も変性消失し，関節周囲に骨棘が形成される．
これらの過程において骨増殖部に神経組織が新生し，その刺激によって腰痛が生じる（初期変形性脊椎症）．

椎体周辺，椎間関節の骨棘が増殖し変形性脊椎症を呈する．
椎体後面の骨棘，膨隆した椎間板，変形した椎間関節，肥大し，たくれこんだ黄色靱帯によって脊柱管が狭小すると馬尾神経や脊髄神経を圧迫，刺激し下肢痛，しびれ，麻痺症状，間欠性跛行を呈するようになり脊柱管狭窄症と診断される．

図5● 脊椎の変形性変化の進行

てしまい，椎間関節障害や椎弓疲労骨折が生じる（図7）．よってこれらの障害を予防するためには，ほかの関節の伸展可動性の獲得とともに，身体伸展動作時のほかの関節の協調的伸展動作が行われるような動作指導が必要となる．またローカル筋活動には腰椎の one unit 化も重要である（Ⅰ章図5参照）．

Column 　腰痛の運動療法として普及している Mckenzie 体操は，主に腰椎の伸展運動によって椎間板内圧を減ずる作用があるため椎間板性腰痛には有効であると考えるが，椎間関節腰痛に対してはむしろ腰痛を増悪させる．筆者が診た慢性腰痛者のなかには椎間関節性腰痛であるにもかかわらず，画一的な伸展動作を行わせる体操の処方によって症状が慢性化していた人が数人いる．最適な運動療法を処方するためには，病態を正確に評価することが必要であることを再認識したエピソードである．

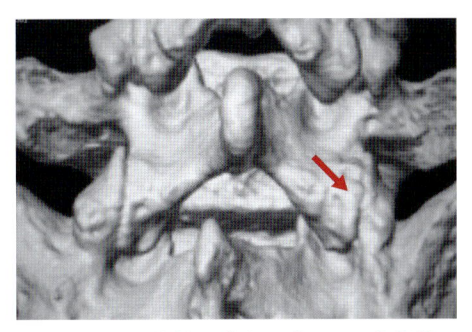

図6 ● 椎間関節性腰痛を呈する48歳女性のCT画像

腰椎伸展時痛と右Kemp手技で腰痛が誘発・再現される．L5棘突起と右椎間関節部の圧痛を認め，椎間関節障害と機能評価した．単純X線所見は異常所見を認めないが，CTの3次元再構成画像にて右椎間関節に関節裂隙の狭小と関節辺縁の骨棘形成を認め，椎間関節の変形性変化と診断した．

局所的伸展挙動

下位腰椎のみの局所的伸展挙動により，L4/5椎間に伸展ストレスが集中し，椎間関節障害や椎弓疲労骨折を引き起こす

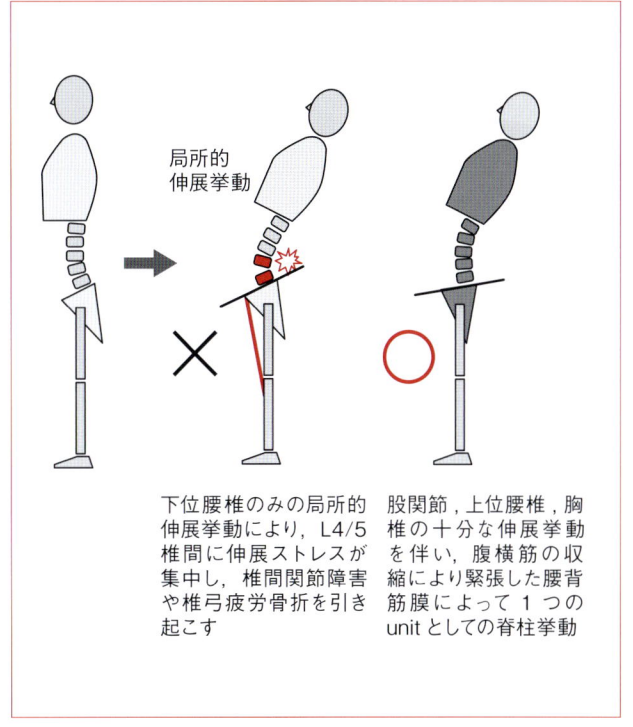

股関節，上位腰椎，胸椎の十分な伸展挙動を伴い，腹横筋の収縮により緊張した腰背筋膜によって1つのunitとしての脊柱挙動

図7 ● 腰椎の局所的伸展挙動は障害を引き起こす

5 仙腸関節障害

1 特　徴

　仙腸関節は腸骨と仙骨をつなぐ滑膜関節であり，その関節包には侵害受容器が存在し[9]，疼痛の発生源となる．しかしその可動域は小さく，障害を起こすとは考えにくいことや，画像検査によってその障害を認めることは困難であるため，医療機関で的確に評価されにくいのが現状である．仙腸関節障害は妊娠出産時に骨盤輪の可動性が求められる女性に多く，特に出産後の女性に発生しやすい．われわれが行った出産後女性へのアンケート調査においても，腰痛経験部位は仙腸関節に多く認めていた（図8）[10]．また女性のアスリートで特にサッカー，ホッケー，フェンシングなどの片脚に荷重負荷をかけるような種目の選手では仙腸関節障害の頻度が高い．一方で腰椎すべり症などの疾患に対して下位腰椎の固定手術を受けた者は，仙腸関節への挙動負荷が大きくなり仙腸関節痛を発症することがある[11]．したがって，妊産婦，女性アスリート，腰椎固定術後の人の腰痛に対しては特に仙腸関節障害を念頭において評価する．患者に人差し指1本で疼痛部位を示させる際に後上腸骨棘付近を指すときには仙腸関節障害を疑い（one finger test）[12,13]（図9），仙腸関節の圧痛を伴う場合にはその可能性が高くなる．

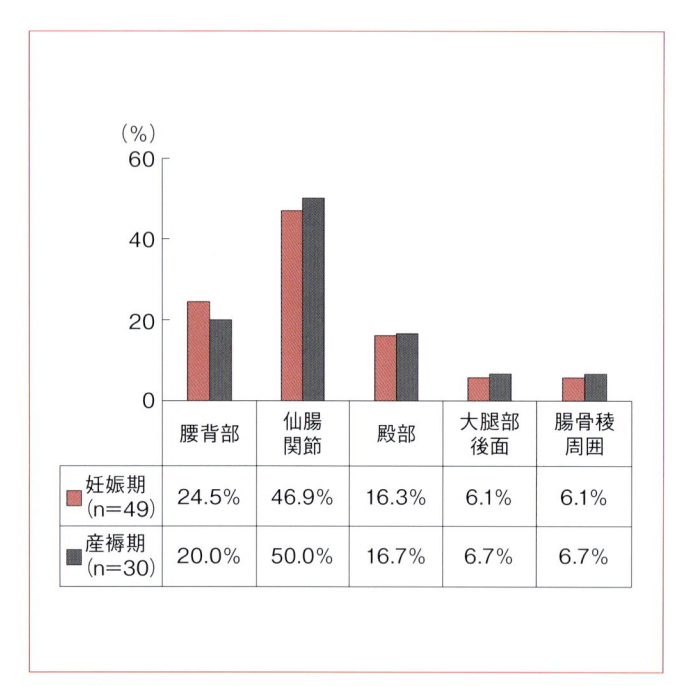

図8 ● 妊産婦への腰痛アンケート結果
妊産婦の腰痛の約半数は仙腸関節部に生じていた．（文献10より引用）

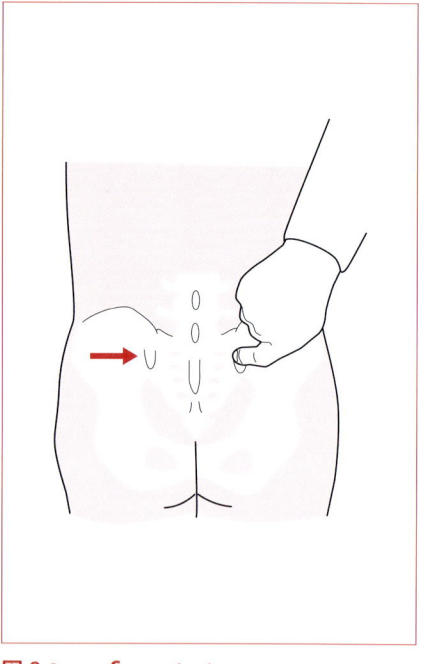

	腰背部	仙腸関節	殿部	大腿部後面	腸骨稜周囲
妊娠期 (n=49)	24.5%	46.9%	16.3%	6.1%	6.1%
産褥期 (n=30)	20.0%	50.0%	16.7%	6.7%	6.7%

図9 ● one finger test
仙腸関節障害患者は指1本で疼痛部位を指すように指示すると，仙腸関節部を指すことが多い．

2 評　価

　仙腸関節障害には脊柱の前屈で疼痛が誘発されるものと伸展で誘発されるもの，両者ともに誘発される3つのタイプがあると考えられ，動作時痛の誘発テストのみでは診断は難しい．腸骨に対して仙骨が前方に傾く運動をニューテーション，反対に後方に傾く運動をカウンターニューテーションと呼ぶが，このいずれかの運動において疼痛が出現するため脊柱の前屈運動で疼痛が出現する場合にはニューテーションタイプ，伸展運動で疼痛出現の場合にはカウンターニューテーションタイプと考えることができる．仙腸関節障害を評価する疼痛誘発ストレステストにはさまざまな方法が知られているが，骨盤輪を開排させるNewtonテスト，仙骨を押し込むNewtonテスト変法，股関節を開排強制させるPatrickテスト，股関節を伸展強制させ仙腸関節にカウンターニューテーション負荷を加えるGäenslenテスト，股関節を90°屈曲させ大腿骨を軸方向に押し込むP4テスト，自動下肢伸展挙上（straight leg raising：SLR）をさせて下肢の荷重により腸骨に回旋モーメントを加え仙腸関節にカウンターニューテーション負荷を加えさせるactive SLRテストなどが評価に用いられる．しかしこれらの疼痛誘発テストは必ずしも陽性所見を呈さない者も多く，疼痛部位と圧痛所見から評価せざるを得ない者も多い．

3　対処方法

　仙腸関節障害への対処方法は確立されておらず，医療機関では骨盤を固定する骨盤ベルトの処方，消炎鎮痛剤の投与，仙腸関節ブロック注射などが行われる．わが国では一般的ではないが，海外では仙腸関節固定手術も行われている．またさまざまな徒手療法が本障害に対して開発され普及しており，詳細はⅤ章の2に詳述する．

　また仙腸関節障害を呈する者は立位での股関節伸展運動を行う際に内腹斜筋，多裂筋，大殿筋の活動開始タイミングが遅れているとの報告がある[14]．大殿筋は仙腸関節を支える作用を有すると考えられるため歩行時の大殿筋の適切なタイミングでの収縮が重要である．また腹横筋は両腸骨に付着し，収縮によって仙腸関節を安定させる作用をもつため[15]，腹横筋の適切な収縮作用も重要である．さらに腸骨に付着する大腿直筋やハムストリングのタイトネスによって腸骨が牽引され仙腸関節に回旋ストレスが生じることになるため，これを予防するための股関節周囲筋群の柔軟性などが求められる．

> **Column**　仙腸関節障害では，自動SLR運動を行うことで骨盤輪に捻転力が加わり疼痛が誘発される．これはあたかも椎間板ヘルニアによるSLRテストの陽性所見に似た所見であるが，仙腸関節障害では他動的に挙上したときに疼痛が誘発されないため鑑別することができる．また発生機序は明らかではないが仙腸関節障害に下肢痛を伴う者も存在する．筆者は腰痛と下肢痛を有し，脊柱前屈時痛を呈し，SLRテストで腰痛と下肢痛が誘発されるアスリートにおいて腰椎椎間板ヘルニアを疑いMRI検査を行うも，椎間板に何ら所見を認めない例を数回経験している．もしも症状が出ていない椎間板ヘルニアや椎間板膨隆が存在した場合には，仙腸関節由来の症状を椎間板由来と誤診してしまうことも危惧される．

6　筋筋膜性腰痛，筋付着部障害

1　機　序

　腰背部の筋肉に過度の負荷が加わり，筋や筋膜，あるいは筋筋膜の移行部，筋の骨への付着部にストレスが加わり同部位の損傷によって腰痛を発症する．前述のように，脊柱の安定化を図るためにstabilizerとしてローカル筋の機能がタイミング的にあるいは筋出力として不十分であると，グローバル筋である脊柱起立筋や外腹斜筋が脊柱を安定させようとして過度に働き，あるいは動いている脊柱を制動しようとして遠心性の収縮様式にさらされることで筋への過度の負荷が生じると考える．このような損傷形式は，ハムストリングの肉ばなれと同様の機序とも考えることができる．

2 評　価

　評価方法として，触診にて疼痛が傍脊柱筋や腸骨稜の筋付着部に局在していればこの病態を疑う．また前屈による筋の伸長や，伸展による筋への圧縮力，筋の収縮が誘発されるような動作時に腰痛が再現されるため，脊柱所見に特異的なものはない．画像所見として，MRIのT2強調画像や脂肪抑制画像によって筋内の浮腫を認めることがある．

3 対処方法

　急性発症の場合は，疼痛出現した時点をピークとして徐々に疼痛は軽減し数日で軽快することが多いため，疼痛の強い時期には消炎鎮痛剤を投与し，疼痛局所には消炎鎮痛剤の湿布薬や外用薬を用いる．慢性的な疼痛に対してはマッサージや鍼治療も有効と考えられる．また腸骨付着部に対するブロック注射も考慮する．側弯や後弯変形などのアライメント異常は，症状を慢性化させる一因となるため注意を要する．

　われわれは腰椎の前屈位から伸展していく動作を行う際にdraw-in動作を行わせ，腹横筋の活動を高めることによって腰部の脊柱起立筋の筋活動量が減少することを観察している[16]．このことから再発の予防のためにはローカル筋によるstabilizer機能の再獲得が重要と考える．

　またアスリートの体幹筋の障害として外腹斜筋，内腹斜筋，腹直筋の肉ばなれがあり（図10），腰痛としては発症しないが，これは腰背筋群の障害と同様にグローバル筋群の過活動による筋障害と考えられる．右投げ動作時には左体幹筋群の活動が高まることが観察されており，投球時にローカル筋の活動が不十分であるところにグローバル筋の過活動が生じると同筋の肉ばなれが生じると考えられる．アメリカ大リーグ選手においては10年間で393名に体幹筋の肉ばなれが生じており，その発生件数は増加傾向にある[17]．グローバル筋群の活動が優位であることから発生した障害と考えられ，昨今，さかんにスポーツの現場で行われている体幹筋トレーニングの方法が不適切であることも疑われる[18]．グローバル筋優位となる"きつい体幹トレーニング"ではなく，ローカル筋機能を向上させる体幹筋トレーニングが望まれる[19]．

> **Column**　筆者らは，背部から腰背筋膜を貫き大腰筋にワイヤ電極を刺入する実験を行ってきたが，被験者の多くは皮膚を貫く際よりも腰背筋膜を貫くときのほうが疼痛が強いことを経験している．筋筋膜性腰痛の疼痛発現部位は明らかにされていないが，腰背筋膜には疼痛を生じる侵害受容器が皮膚よりも豊富に存在することが疑われており，ハムストリングの肉ばなれと同様に，筋組織と筋膜組織との移行部において損傷が生じた際にはこの筋膜の侵害受容器が刺激され，激しい腰痛を発症することが考えられる．今後は筋膜の構造や腰痛発症とのかかわりの研究が望まれる．

　ここまで機能的障害による腰部障害の主な病態として椎間板障害，椎間関節障害，仙腸関節障害，筋筋膜性腰痛・筋付着部障害について述べてきた．その発生頻度については世代によっ

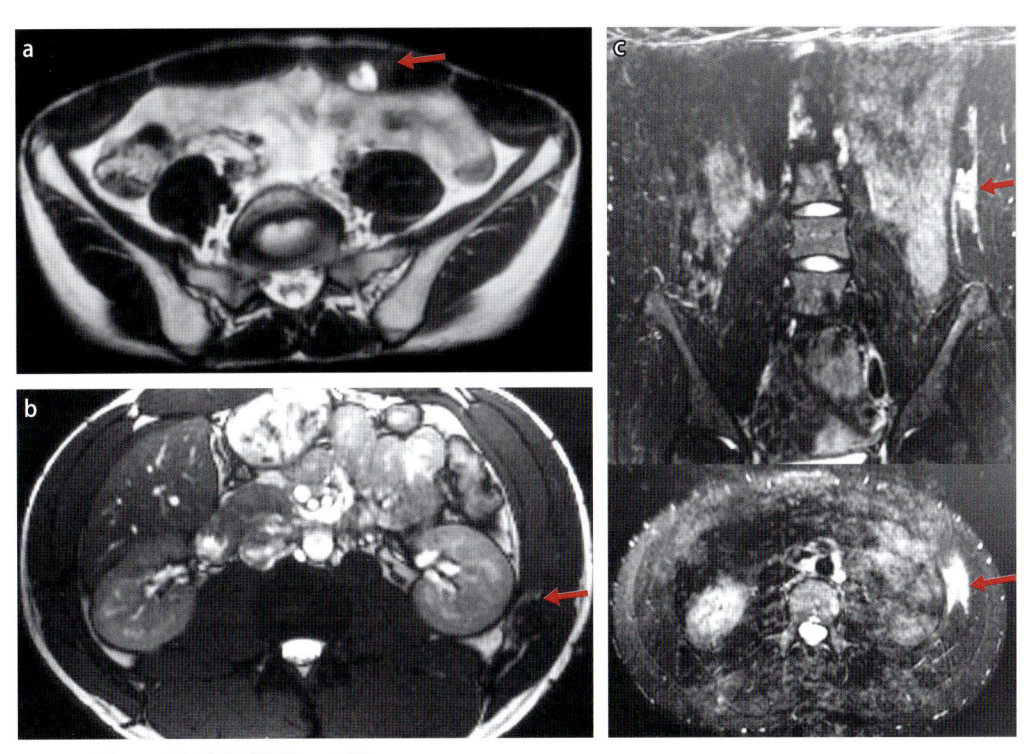

図10 ● グローバル筋肉ばなれの3例

a：体操選手の腹直筋肉ばなれ．
b：やり投げ選手の外腹斜筋肉ばなれ．
c：ハンドボール選手の内腹斜筋肉ばなれ．投球動作時に受傷し，MRI 脂肪抑制画像にて内腹斜筋に高輝度変化を認め筋損傷を疑う．同選手に超音波による draw-in 動作時の側腹筋活動評価を行ったところ，内腹斜筋の活動が早く大きく生じていた（Ⅵ章図 12b 参照）．そのため超音波画像を見せながら，腹横筋を先に収縮させる指導を行った．

図11 ● 腰痛を主訴に診療機関を受診した大学生アスリート130名の機能的病態評価結果

筋筋膜性腰痛は診療機関を訪れずに軽快した可能性があるためその頻度は少ない．

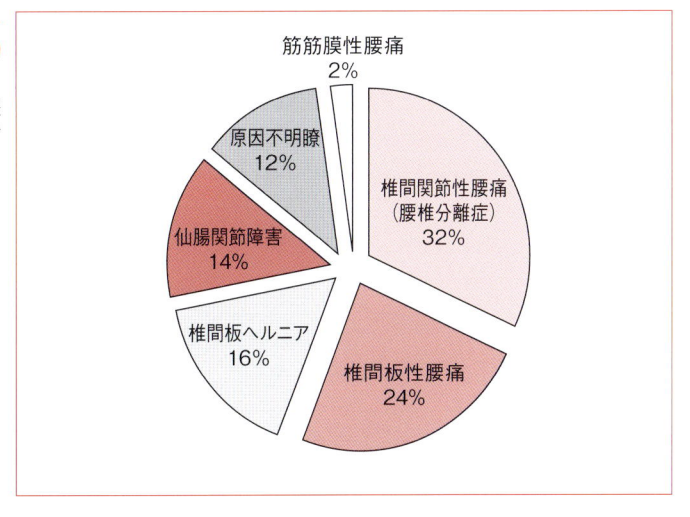

- 筋筋膜性腰痛 2%
- 椎間関節性腰痛（腰椎分離症）32%
- 椎間板性腰痛 24%
- 椎間板ヘルニア 16%
- 仙腸関節障害 14%
- 原因不明瞭 12%

て異なることが推察され，青壮年期の椎間板変性進行期においては椎間板性腰痛の頻度が高く，中高年期の脊椎変形性変化が進行している時期においては椎間関節性腰痛の頻度が高いことが予測され，オーストラリアの Bogduk らも同様の報告をしている．われわれは腰痛を訴えて診療機関を受診した大学生アスリートの病態を前述の機能的な評価方法によって分類したところ，図11 に示すように椎間関節性障害（腰椎分離症含む）は 32％，椎間板性腰痛 24％，

椎間板ヘルニア16％，仙腸関節障害14％であった．筋筋膜性腰痛の頻度は2％と少なくなっているが，これは診療機関を受診した者を対象としたためであって，実際には最も多く発生していると推察する．

7 その他の腰部障害（棘突起インピンジメント障害，横突起付着部障害）

これまで述べた腰部障害の病態に比べると頻度は少ないが，臨床現場で遭遇する病態について述べる．

1 棘突起インピンジメント障害

腰椎の伸展動作を繰り返すことによって，隣接する棘突起がぶつかり合って疼痛を生じるようになる．症状は腰椎伸展時の腰痛で，Kemp手技によって腰痛が誘発されないことから椎間関節障害と鑑別される．圧痛は棘突起上にあり，特に棘突起間に局在する．

特異的な画像所見は認めないが，棘突起に骨化障害か疲労骨折かは明らかではないが遊離骨を認めることがある（図12）．中高齢者では棘突起間に滑膜包炎の所見を認めることがあり，そのような病態はBaastrup病やkissing spineと呼ばれ[20]，棘突起インピンジメントが継続することで滑膜炎を呈したと考えられる．

診断は，棘突起間に局所麻酔薬によるブロック注射を行い疼痛が消失することで確定される（図12c）．「4 椎間関節性腰痛」の項で述べたように，局所的な伸展挙動を避けるような体の使い方を指導することが求められる（図7）．

> **Column** 単純X線側面像で棘突起の大きさを見ると，L5棘突起はほかのものと比べて小さくなっている．これはL4/5/S1において前弯が強くなっているため，後方のスペースを確保する必要があり小さくなっていると推察する．大きな伸展動作を求められるアスリートでは上位腰椎に過度の伸展可動性を求めることによって，棘突起間が衝突しこの棘突起インピンジメント障害が起こりやすくなると考える．

2 横突起付着部障害

腰椎横突起には腹横筋からつながる腰背筋膜が付着する（Ⅰ章図7参照）．すなわち腹横筋の収縮によって腰背筋膜が牽引されることにより，その付着部である横突起先端には牽引ストレスが生じ，その過度な活動によって付着部障害が発症する．体幹筋が収縮するような動作や姿位によって腰痛が誘発され，横突起先端に圧痛を認めることで推定診断する．

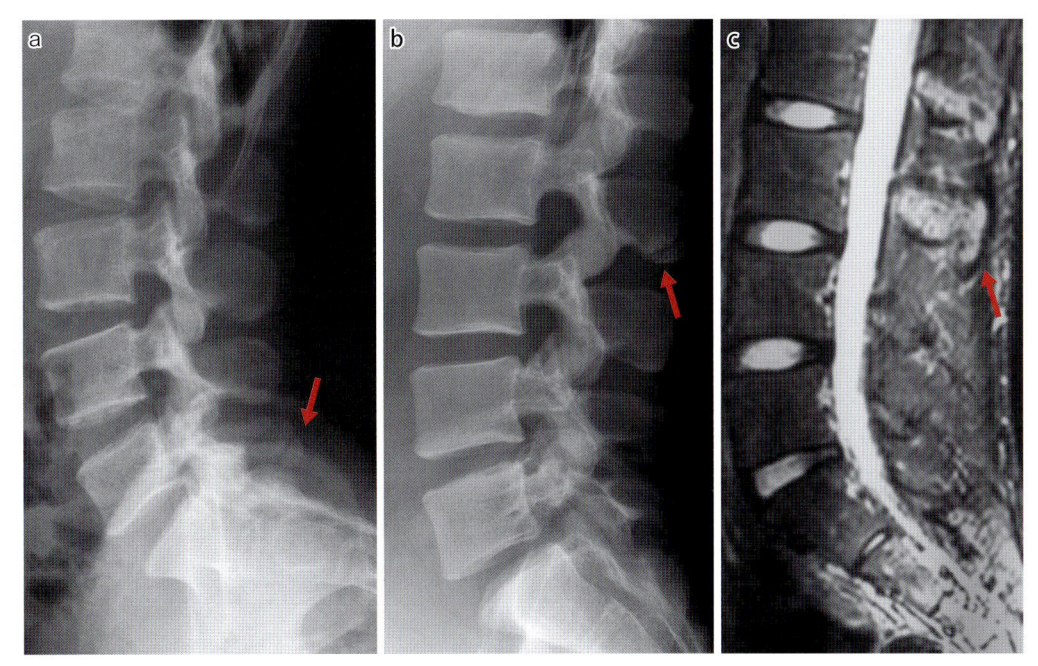

図 12 ● 棘突起インピンジメントの 3 症例

a は L5/S1 棘突起間, b は L2/3 棘突起間に圧痛が局在し, 腰椎伸展挙動時に腰痛が誘発された. a, b では単純 X 線にて棘突起に遊離骨所見を認める. また c では MRI にて棘突起に高輝度変化を認める. いずれも棘突起間のブロック注射にて疼痛が消失した.

> **Column**
>
> アスリートの腰部障害には病態が複数存在することがある. たとえば高校野球選手においてバッティング動作によってごく初期の椎弓疲労骨折が生じた際に, 同部での疼痛を生じさせないように代償的に体幹筋の活動が過剰となり, その際にローカル筋が十分に機能していなければ, 疲労骨折と反対側の脊柱起立筋への負荷が増して筋性腰痛や腸骨付着部障害を併発することがある. また, その後の深部筋機能改善の介入によってローカル筋機能が高まってくると腰背筋膜の張力が増し, その付着部障害として横突起先端の付着部障害を併発することがある. そのため, もしも成長期のアスリートが筋性腰痛の病態のみを呈していても, 椎弓疲労骨折が潜在することがあるため注意が必要となる.

文 献

1) Hangai M, et al : Factors associated with lumbar intervertebral disc degeneration in the elderly. Spine J 8 : 732-740, 2008
2) Hangai M, et al : Lumbar intervertebral disc degeneration in athletes. Am J Sports Med 37 : 149-155, 2009
3) Freemont AJ, et al : Nerve ingrowth into diseased intervertebral disc in chronic back pain. Lancet 350 : 178-181, 1997
4) Shinohara H, et al : J Jpn Orthop Assoc, 1970
5) Adams MA, et al : Healing of a painful intervertebral disc should not be confused with reversing disc degeneration: implications for physical therapies for discogenic back pain. Clin Biomech（Bristol, Avom）25 : 961-971, 2010
6) Yamashita T, et al : Mechanosensitive afferent units in the lumbar facet joint. J Bone Joint Surg Am 72 : 865-870,1990
7) Tachihara H, et al : Does facet joint inflammation induce radiculopathy?: an investigation using a rat model of lumbar facet joint inflammation. Spine 32 : 406-412, 2007
8) Takaki S, et al : Analysis of the muscle activity during active pelvic tilting motion. 37th International society for the study of the lumbar spine, 2010
9) Sakamoto N, et al : An electrophysiologic study of mechanoreceptors in the sacroiliac joint and adjacent tissues. Spine 26 : E468-E471, 2001
10) 矢吹悠久美：妊産褥期における腰痛の特徴及び腰痛予防のための日常行動指針. 早稲田大学スポーツ科学部卒業論文, 2011
11) Maigne JY, et al : Sacroiliac joint pain after lumbar fusion. A study with anesthetic blocks. Eur Spine J 14 : 654-658, 2005
12) 村上栄一：仙腸関節由来の腰痛. 日本腰痛会誌 13：40-47,

2007
13) 村上栄一：仙腸関節の痛み，南江堂，東京，2014
14) Hungerford B, et al : Evidence of altered lumbopelvic muscle recruitment in the presence of sacroiliac joint pain. Spine 28 : 1593-1600, 2003
15) Richardson CA, et al : The relation between the transversus abdominis muscles, sacroiliac joint mechanics, and low back pain. Spine 27 : 399-405, 2002
16) 吉田千鶴：立位体前屈におけるドローインが脊柱起立筋の筋活動に与える影響．早稲田大学スポーツ科学部卒業論文，2012
17) Conte SA, et al : Abdominal muscle strains in professional baseball: 1991-2010. Am J Sports Med 40 : 650-656, 2012
18) 金岡恒治：腰部＆体幹まるわかり大事典，ベースボール・マガジン社，東京，2015
19) 金岡恒治ほか：体が生まれ変わる「ローカル筋」トレーニング，マキノ出版，東京，2013
20) Maes R, et al : Lumbar interspinous bursitis(Baastrup disease) in a symptomatic population: prevalence on magnetic resonance imaging. Spine 33 : E211-E215, 2008

III
器質的腰部障害への進行とその特徴は？

金岡恒治

1 器質的腰部障害への進行

　機能的腰部障害に適切な対処が行われず，負荷が加わり続けることによって器質的な変化が生じてくる．ここでは代表的な器質的腰部障害について解説する．本障害に対する詳細な治療方法については他の成書を参照されたい．

2 腰椎椎弓疲労骨折（分離症）

　腰椎は下位腰椎において前弯が形成されているため，同部の椎弓には伸展ストレスが加わる．また成長期に腰椎を伸展・回旋させるような運動を繰り返すことによって関節突起間部にストレスが集中し，同部の骨形成が阻害され椎弓の腹側から骨吸収が起こり，骨に亀裂が入り疲労骨折を呈する[1]（Ⅱ章図3参照）．このような変化の初期にはCTなどで亀裂骨折の所見が確認できず，MRI脂肪抑制画像によって高輝度変化を認めることがある．おそらく骨に変化が生じる前の骨髄浮腫を描出していると考えられ，早期の診断が行われる．さらに骨変化が進展すると，腹側に生じた亀裂が背側に伸びていき（進行期），最終的には椎弓を分断し分離症となる（図1）．単純X線でこの分離部が描出される時期にはすでに末期の状態であり，保存的加療による骨癒合は期待できないので，無用な固定は慎むべきである．西良らは，図2のようにCT画像とMRI画像を用いて，その進行度合いによって初期，進行期，末期に分類し，MRIにて高輝度変化を認める初期と進行期の段階に対しては硬性コルセットの装着による保存療法によって骨癒合する可能性が高いことを示している．コルセット固定には数カ月を要するため，その適応については選手，保護者，指導者と相談のうえで進めていくことになる．また加療によって骨癒合を認めても，受傷前と同様のスポーツ活動を行うことによって再発することが危惧される．そのためコルセットによる固定期間であっても腰椎に伸展や回旋の負荷のかからない体幹深部筋トレーニングや，股関節周囲筋のストレッチは行うべきである．またⅡ章の4で述べた椎間関節障害への対処と同様に，股関節，上位腰椎，胸椎，胸郭，肩甲胸郭関節の可動性を高める働きかけ，フォームの修正，ポジションの変更，練習内容や方法の改善を行うことも重要となる．

> **Column**　腰椎分離症の治療方針については，その選手がおかれている状況によって判断することが求められ，骨癒合を目指す数カ月間のコルセット固定を受け入れられない者も存在する．プロ野球選手の約3割は腰椎分離症を有するといわれており，なかには腰痛の既往がない者も存在する．痛い分離症と痛くない分離症があることが知られており，痛くない分離症にするためには同部へのストレスを減らすための身体特性を身につけることが求められる．

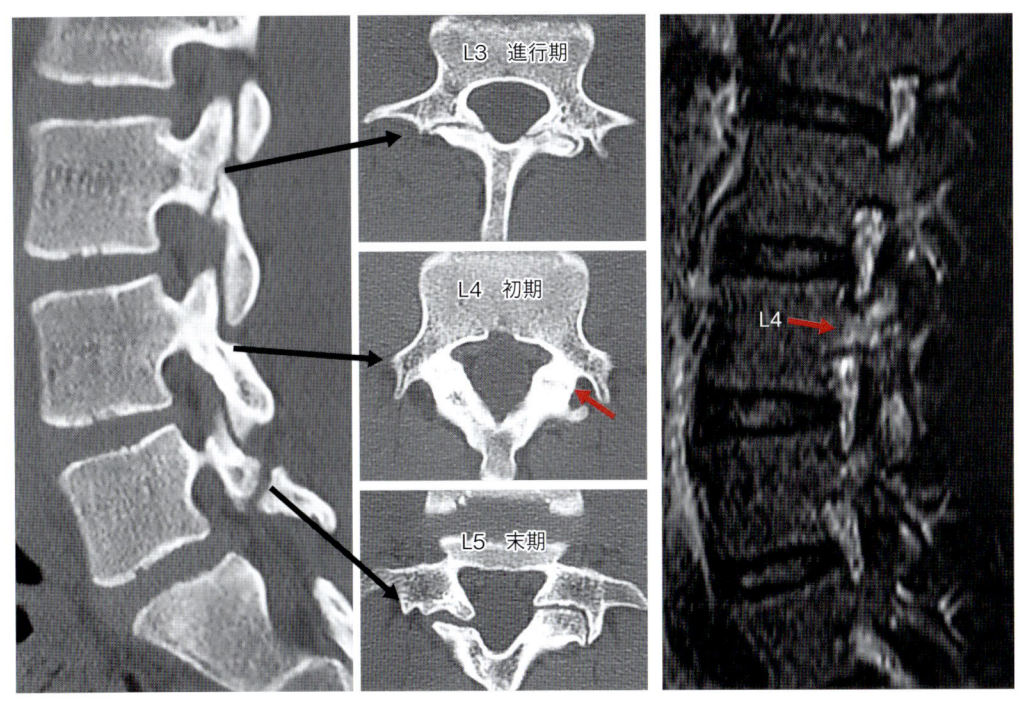

図1 ● 腰椎疲労骨折例

16歳陸上選手が腰痛を主訴として受診．腰痛の既往歴なし．腰椎伸展時痛，左Kemp手技によって腰痛が誘発され疲労骨折を疑い精査．CTにてL4左に初期の分離所見，L3に進行期の分離，L5に末期の分離症を認める．MRIにてL4左椎弓根に高信号領域を認める．L3，L5の疲労骨折は腰痛の症状を伴わず発生したと考える．

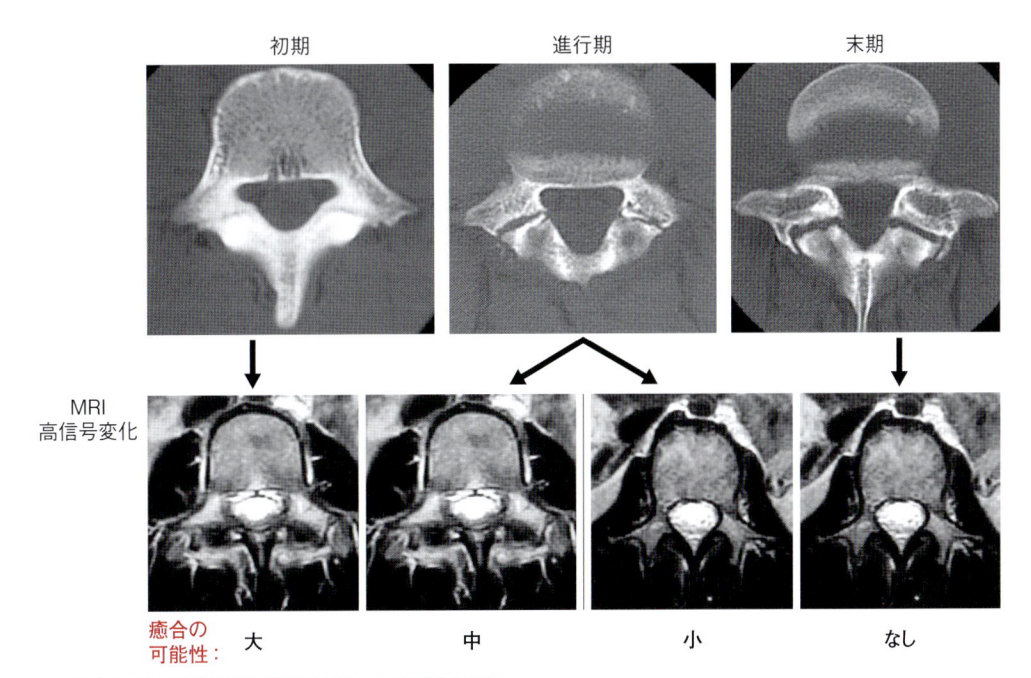

図2 ● 西良による腰椎椎弓疲労骨折の予後判定方法

CTによる疲労骨折のstage分類とMRIによる疲労骨折部の高輝度変化の有無によって，硬性コルセット装着による癒合率が推定される．癒合の可能性が高い場合には骨癒合を目指す治療方法を選択することが望まれる．（画像は徳島大学教授，西良浩一氏の御厚意による）

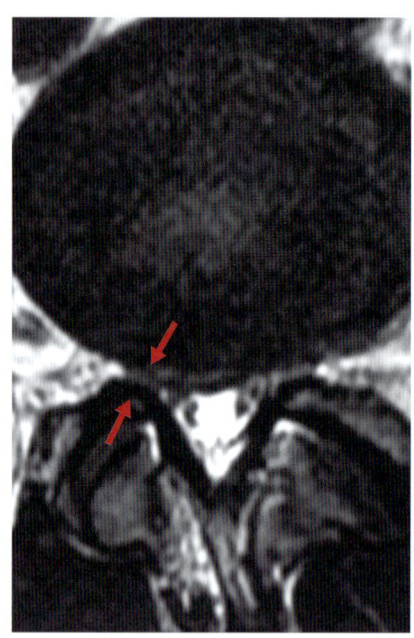

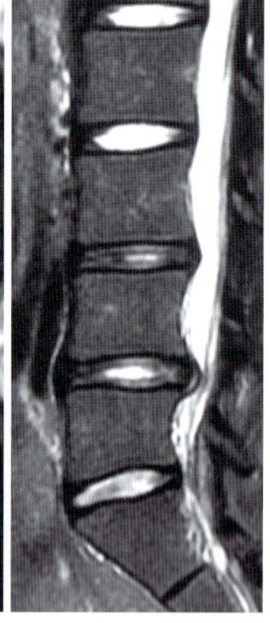

図3 ● 大学ソフトボール選手の椎間板ヘルニア例

前屈制限や SLR 陽性所見に加えて，右 Kemp テスト陽性所見を認めた．MRI にて L4/5 椎間板が膨隆し椎弓・黄色靱帯の間で神経根が挟まれる所見を認め，絞扼性の神経根障害を呈していると診断した．数カ月を経て日常生活での疼痛は軽減したが，運動によって下肢痛が再発するため手術加療を行った．

3 腰椎椎間板ヘルニア

1 症状と診断

　腰椎椎間板が変性し，線維輪が損傷し，損傷線維輪を通って髄核が脊柱管内に突出した状態が椎間板ヘルニアであり，脊髄神経を圧迫，刺激すると下肢神経症状を伴う．症状は亜急性に出現し，腰痛を伴わずに下肢痛のみで発症することもある．前屈にて椎間板内圧が上昇し，ヘルニアの神経への圧迫力も増すため腰痛，下肢痛が増強する．指先と床までの距離 (finger floor distance) は前屈制限の程度を表す指標となり，病態の程度を推定するのに有用であるため，初診時に SLR 角度とともに記載しておく．通常，伸展制限は伴わないが，椎弓，椎間関節によって形成される脊柱管の形状によっては神経根の通る外側陥凹部が狭く，前方からの椎間板ヘルニアとの間に神経根が挟まれて絞扼されることがある（図3）．このような状態では腰椎の伸展動作によっても神経根の後方からの圧迫が生じ，下肢痛を伴い，脊柱を斜め後方に伸展させる Kemp テストによって下肢痛が誘発される．臥位で下肢を伸展挙上させる際の下肢痛誘発の有無をみる下肢伸展挙上（straight leg raising：SLR）テストは患側で陽性となり，その角度は重症度を反映する．神経根の圧迫や炎症が強いと神経の障害が生じ，当該支配領域の筋力低下，知覚低下，反射の異常が出現する．診断は MRI が有用で容易に診断される．しかし，Ⅱ章の3で述べたように椎間板変性は 20 歳代で3割に生じている変化[2]であり，症状の出現していない椎間板の膨隆やヘルニアも相応の頻度で存在する．そのため画像検査のみによって診断することは慎み，各種理学的所見と画像所見を併せて診断することが必要である．

図4● 椎間板ヘルニア縮小例

初診時にはL4/5椎間の脱出型の椎間板ヘルニアを認めた．緊張徴候強く，右L5支配領域の筋力低下や知覚鈍麻を認めた．保存的加療にて症状は軽快し，3カ月後には脱出ヘルニアは内部高信号に変化し，縮小を認めた．

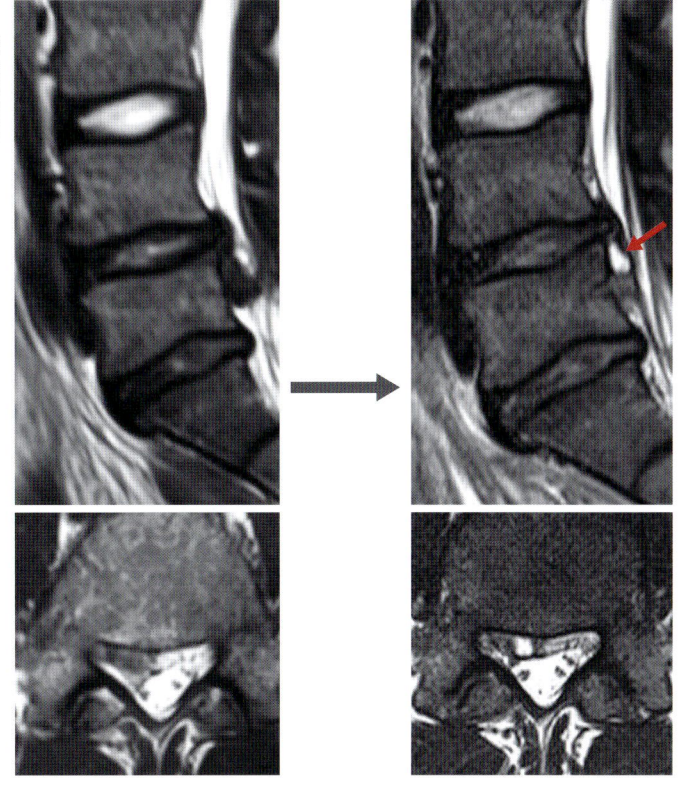

2 対処方法

　椎間板ヘルニアの自然経過は良好で通常は2～3カ月の期間を経て，椎間板ヘルニア周囲，障害神経根周囲の炎症は消退し，疼痛や神経障害は軽快する．脊柱管内に突出した髄核は生体から異物として認識され，激しい炎症反応を引き起こし，マクロファージなどの貪食細胞によって吸収されると考えられており，実際にMRIで経時的にその吸収過程が観察される（図4）．そのため保存的加療が最優先される．疼痛が激しい時期には，神経周囲の炎症を治めるために仙骨裂孔ブロックや神経根ブロック注射を行い疼痛コントロールを行う．保存療法によって数カ月経過しても軽快せず，症状によって日常生活やスポーツ活動が制限される場合には手術的加療も考慮する．脊柱管狭窄を伴い，Kempテストが陽性となる絞扼性の神経根障害がある場合には神経根の炎症が消退し，安静時の症状は軽減していても，運動や日常生活動作，就労動作などで絞扼されて滑走性を失った神経根に刺激が加わると下肢痛が再発しやすい（図3）．このような病態に対しては，手術加療によってヘルニアの摘出とともに椎弓部分切除による脊柱管の拡大手術が行われる．筆者が行った大学生アスリートの椎間板ヘルニアに対する治療経験では，保存的療法にて軽快した群と比較して，手術を必要とした症例はKempテスト陽性例が多いことが示されており，Kempテスト陽性例は注意深く経過観察していくことが必要である．

> **Column** 椎間板ヘルニアが吸収されていく過程においては，MRIで内部が高輝度変化を示す囊腫状の変化を呈する（図4矢印）．この高輝度変化領域が縮小してヘルニアは消失するが，わずかに残存したものがHIZ（high intensity zone）と呼ばれるMRI所見となる[3]．この内部は血管の増生した肉芽組織であり，神経組織も増生することによって，腰痛の発生源となるといわれている．

4 椎間関節変形性変化（変形性脊椎症）

　脊柱の老化は椎間板の変性から始まる．椎間板変性によって椎間板高が減少してくると，椎間関節への荷重負荷が増し，椎間関節関節面の軟骨が変性し，関節周囲への力学的負荷によって骨が増殖し変形性変化が始まる（II章図5a参照）．また椎間板変性によって椎体上下縁の周辺にも負荷が加わり，骨棘が形成される（II章図5b参照）．このように増殖性の変化が生じているところには血管が増生しており，同時に新生してきた神経組織によって疼痛が認識され，有痛性の変形性変化となり変形性脊椎症と診断されるようになる．

5 腰部脊柱管狭窄症

　脊柱管は前方が椎体後面，椎間板，後方が左右の椎弓，椎間関節，黄色靱帯によって形成されている．脊柱の変形性変化によって，椎体後面に骨棘が形成され，椎間板が膨隆し，椎間関節の変形性変化によって肥大化することによって脊柱管は狭小する．また黄色靱帯は椎間関節の腹側を覆う弾性線維に富む結合組織であり，腰椎の前屈によって引き伸ばされ，伸展によってたわむ．椎間板変性が進行し，椎間板高が減少すると椎間関節の重なり合いは大きくなり，黄色靱帯はたくれこみ脊柱管を狭くする（II章図5b参照）．また加齢によって黄色靱帯は変性し，肥厚してくる．このような加齢性変化によって脊柱管は狭窄していく．
　脊柱管が狭窄すると馬尾神経や神経根を圧迫し，圧迫の程度に応じた神経症状を呈するが，特徴的な症状として，歩行時に下肢のしびれや疼痛が出現し歩行困難となり，座位や前屈姿勢をとることによって症状が軽快し再度歩行が可能となる間欠性跛行がある．その発生機序は明らかではないが脊柱管狭窄によって脳脊髄液の循環が阻害され，あるいは馬尾神経の血流が阻害され神経機能が低下して発症すると考えられている．また立位姿勢や歩行時には腰椎の前弯が増強し，黄色靱帯の脊柱管内へのたくれこみが強くなるために脊柱管は狭小し，座位や前屈姿勢によって腰椎の前弯が減少すると黄色靱帯の緊張が増し，脊柱管が広がるために症状が軽減する（図5）．そのため歩行時の姿勢として骨盤を後傾位に保つことで歩行距離を伸ばすことが可能になると考えられ，体幹ローカル筋群の強化や歩行時姿勢の改善が保存療法として有効であることが推察される．
　脊柱管狭窄による神経の圧迫があるからといって必ずしも下肢症状が出現するとは限らず，その症状発症には何らかの神経周囲の炎症が関与していると考えられており，特に神経根障害

図 5 ● 腰椎変性すべり症・脊柱管狭窄症患者の脊髄造影所見
伸展時にはL3/4椎間に硬膜管の圧排を認めるが，屈曲位にて圧迫所見を認めない．

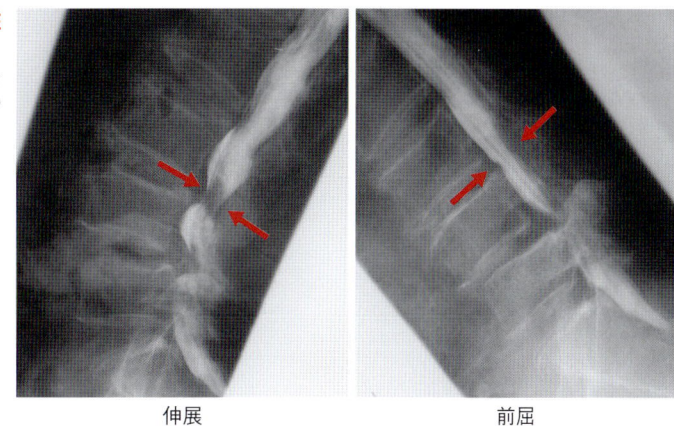

伸展　　　　　　　前屈

の場合は症状が自然寛解することが多い．脊柱管狭窄が存在する椎間に不安定性が存在し，神経組織に刺激が生じることによって神経症状が発症，継続することが考えられ，同部位の安定性を獲得することは症状軽減や再発の予防に重要である．

文献

1) Terai T, et al : Spondylolysis originates in the ventral aspect of the pars interarticularis : a clinical biomechanical study. J Bone Joint Surg Br 92 : 1123-1127, 2010
2) Powell MC, et al : Prevalence of lumbar disc degeneration observed by magnetic resonance in symptomless women. Lancet 2 : 1366-1367, 1986
3) Peng B, et al : The pathogenesis and clinical significance of a high-intensity zone(HIZ) of lumbar intervertebral disc on MR imaging in the patient with discogenic low back pain. Eur Spine J 15 : 583-587, 2006

Ⅳ 体幹筋群の機能的特徴とその評価方法は？

大久保 雄

1 体幹筋の分類

　腰椎の安定性制御には体幹筋が大きな役割を担っている．Bergmark は腰椎安定化に作用する筋システムを理解するために，体幹筋をローカル筋とグローバル筋の2つに分類した（表1）[1]．ローカル筋は起始もしくは停止が腰椎に直接付着する筋と定義され，体幹深部に位置し腰椎の分節的安定性を制御している．体幹筋のみならず，関節の深部に位置する筋は関節に適度な緊張を与え安定性を高める働きをしており，肩では回旋肩板，膝では内側広筋，股関節では中殿筋がこれにあたる[2]．一方，グローバル筋は脊椎に直接付着しない多分節間を横断する表在筋であり，脊椎運動時のトルクを発生し運動方向をコントロールしている．多分節間を横断していることから張り網のように作用し，胸郭から骨盤に力を伝達する役割を有している．この2つの筋システムが相互に作用することにより腰椎の安定性が増加し，体幹の剛性が高まると考えられている[3]．

2 各体幹筋の機能解剖

1 腹直筋

　腹直筋（図1）は腹部の最も表層に位置し，第5～7肋軟骨，胸骨剣状突起から起こり，恥骨に停止する．白線によって左右を分けられており，左右それぞれ3～4本の腱画で区画，補強されている．作用は腰椎前屈，骨盤後傾であり，矢状面上での腰椎・骨盤運動において大きなトルクを発揮する．腹直筋強化の代表的なエクササイズとして，sit-up exercise（起き上がり運動）が用いられるが，sit-up exercise のなかで腹直筋が大きく活動するのは，上体を起こし始めた初期（屈曲初期）であり，屈曲後期に向けて活動量は減少していく（図2）．

2 外腹斜筋

　外腹斜筋（図3）は側腹筋群のなかで最も浅層に位置し，第5～12肋軟骨外側面から起こり，腸骨稜の外唇および腹直筋鞘の前葉，白線に停止する．片側収縮により体幹の同側側屈，反対側回旋が生じ，両側収縮では体幹の前屈および骨盤の後傾が生じる．外腹斜筋は，腹直筋鞘を介して反対側の内腹斜筋と筋膜によって連結されており[4]，体幹安定性を高めるためには反対側の内腹斜筋と協同的に活動する．

3 内腹斜筋

　内腹斜筋（図4）は腹横筋と外腹斜筋の中間層に位置し，胸腰筋膜，腸骨稜の中間線，上前腸骨棘，鼠径靱帯の外側1/3に起始をもち，第10～12肋骨下縁，腹直筋鞘の前・後葉およ

表1● ローカル筋・グローバル筋の分類

ローカル筋	グローバル筋
・腹横筋 ・内腹斜筋（胸腰筋膜付着線維） ・腰方形筋の内側線維 ・多裂筋 ・胸最長筋の腰部 ・腰腸肋筋の腰部 ・横突間筋 ・棘間筋 （・大腰筋*）	・腹直筋 ・外腹斜筋 ・内腹斜筋 ・腰方形筋の外側線維 ・胸最長筋の胸部 ・腰腸肋筋の胸部

*大腰筋は股関節筋として考えられ，ローカル筋に含まれないこともある．
（文献1を一部改変）

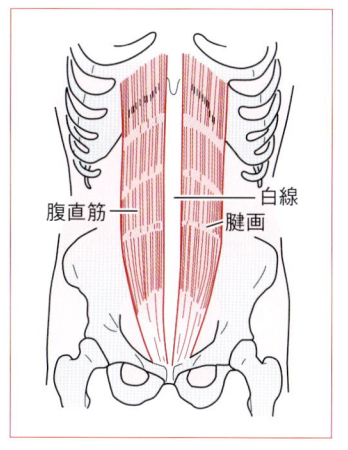

図1● 腹直筋の解剖

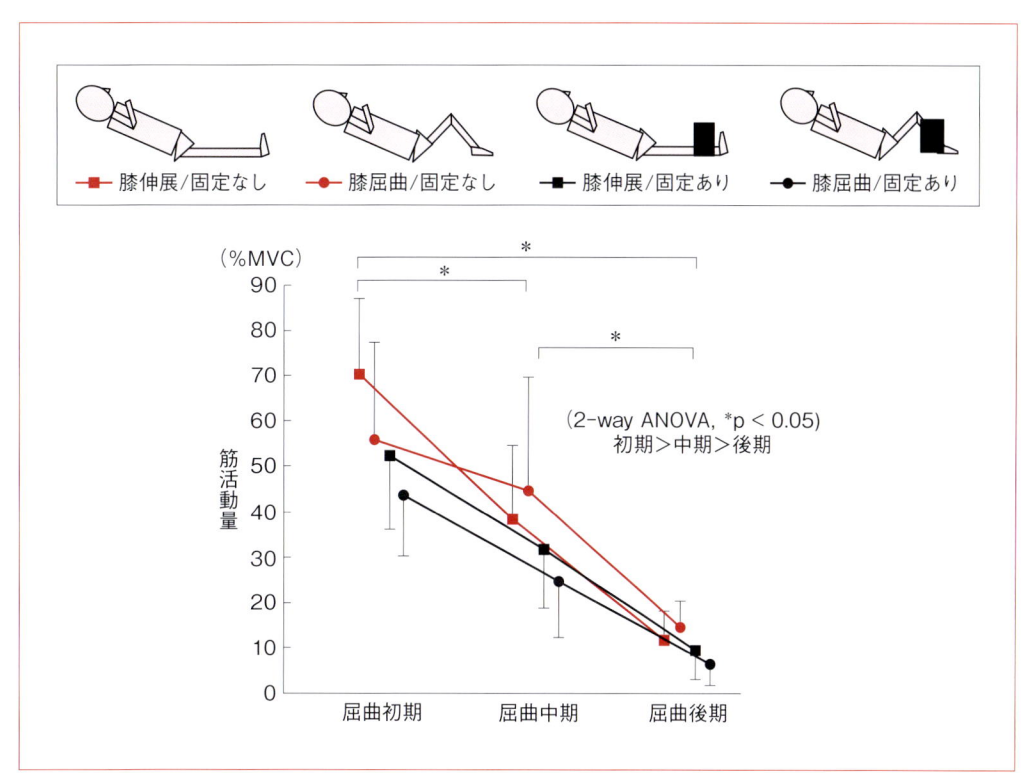

図2● sit-up 時の腹直筋活動量
4種類の sit-up（膝伸展/固定なし，膝屈曲/固定なし，膝伸展/固定あり，膝屈曲/固定あり）の腹直筋活動量を比較した結果，いずれの sit-up においても初期＞中期＞後期の順に活動量が大きい．

び白線に停止する．一側性の収縮により同側への体幹側屈および回旋運動が生じ，両側性に収縮すると体幹の屈曲が生じる．また，後部線維は腹横筋や胸腰筋膜に連結しているため，腹横筋と同様に腹圧や胸腰筋膜の緊張の調節にも関与している．ラットやシミュレーションモデルを用いた研究により，腰椎安定性制御に大きく寄与していることが報告されており[5,6]，近年注目を集めている．

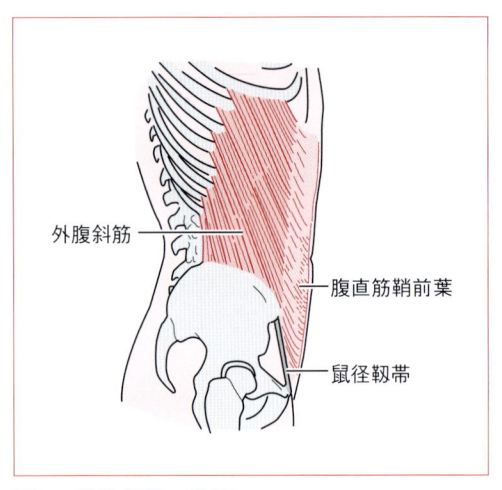

図3 ● 外腹斜筋の解剖

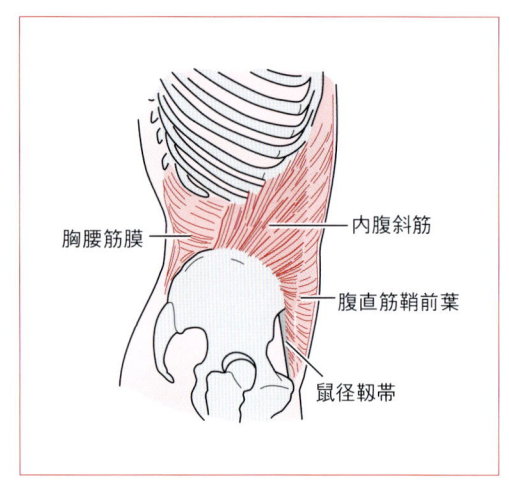

図4 ● 内腹斜筋の解剖

4 腹横筋

　腹横筋（図5）は腹部の最も深層に位置し，第7〜12肋軟骨の内側面，胸腰筋膜，腸骨稜の内側唇，鼠径靱帯の外側から起こり，腹直筋鞘の後葉および白線に停止する．腹横筋は胸郭下縁から横断方向に走行する上部線維，胸腰筋膜を介して腰椎に付着している中部線維，腸骨稜と鼠径靱帯に起始をもつ下部線維の3つの領域に分けることができる．両側性に収縮すると，腹囲の減少および腹圧の上昇が生じ，胸腰筋膜と前方の筋膜が緊張する．この胸腰筋膜の緊張がニュートラルゾーンにおける腰椎の剛性を向上させることが報告されている[7,8]．さらに，腹横筋は仙腸関節の安定性を増加させることが報告されており[9]，仙腸関節障害に対するリハビリテーションにおいて重要な筋として考えられている．また，腹横筋の下部線維は同側方向への体幹回旋時に大きな活動量を示したとの報告[10]から，腹横筋は体幹回旋動作にも関与していると考えられている．

5 多裂筋

　多裂筋（図6）は腰部脊柱起立筋群のなかで最も内側に位置し，各高位に存在する筋束の集合から構成されている．個々の多裂筋は腰椎横突起もしくは仙骨に起始をもち，2〜4分節上位の棘突起に停止する．両側性に収縮すると腰椎を伸展させ，一側性に収縮すると同側への側屈，反対側への回旋が生じる．多裂筋は筋束が分節的に配置されていることから，背部ローカル筋のなかでも分節的安定性制御に重要な筋と考えられている．屍体腰椎を用いた研究により，多裂筋の収縮が腰椎の挙動を抑制し，ニュートラルゾーンにおける腰椎の剛性を増加させることが報告されている[11]．またわれわれの研究結果から，多裂筋は骨盤前傾運動時に大きく活動していたことから（図7）[12]，多裂筋が骨盤前傾・腰椎前弯角度の制御に関与していることが示唆される．

図5 ● 腹横筋の解剖

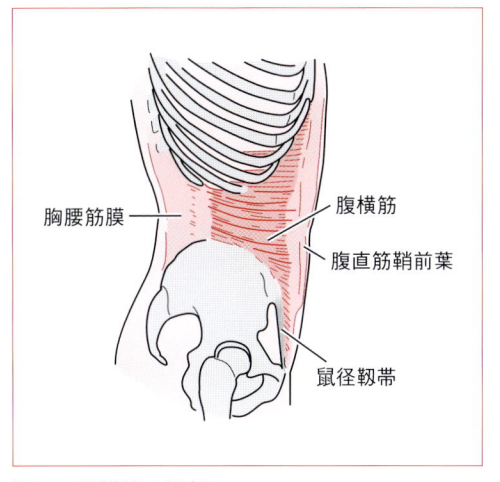

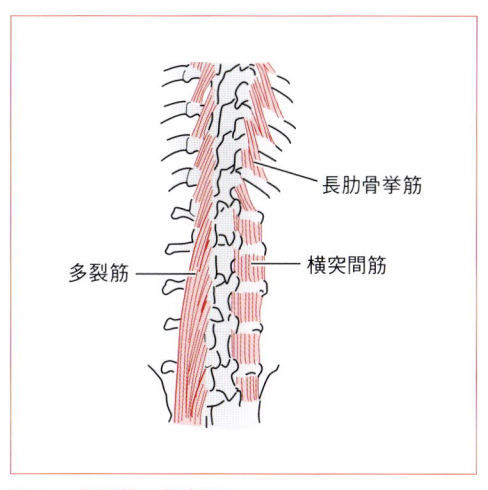

図6 ● 多裂筋の解剖図

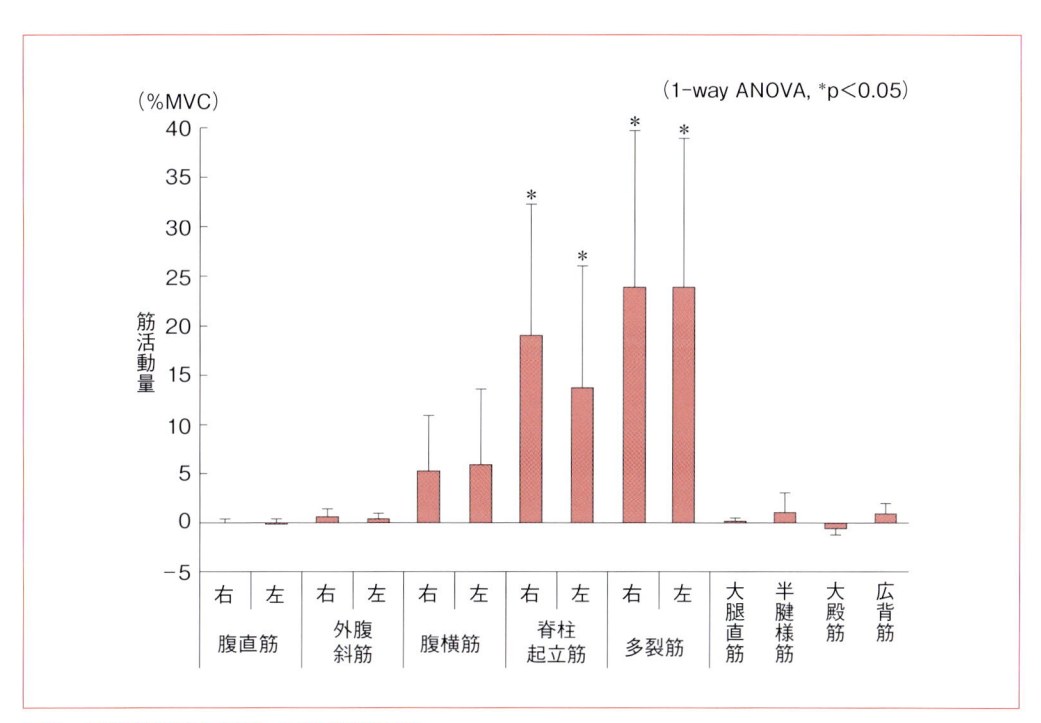

図7 ● 骨盤前傾時の体幹・下肢筋活動量
立位にて自動骨盤前傾運動を行った際，脊柱起立筋および多裂筋の活動量がほかの筋に比べ有意に大きい．（文献12より引用）

6 腰方形筋

　腰方形筋（図8）は腸骨稜から起こり，第12肋骨に停止する外側線維と第1～5腰椎に停止する内側線維に分けられる．一側性に収縮すると体幹の同側への側屈や骨盤の挙上が生じ，両側性に収縮すると腰椎が前弯位にあれば腰椎の伸展に作用する．線維別では，外側線維は骨盤挙上や体幹側屈に作用し，内側線維は体幹伸展や体幹側屈に作用することが明らかにされて

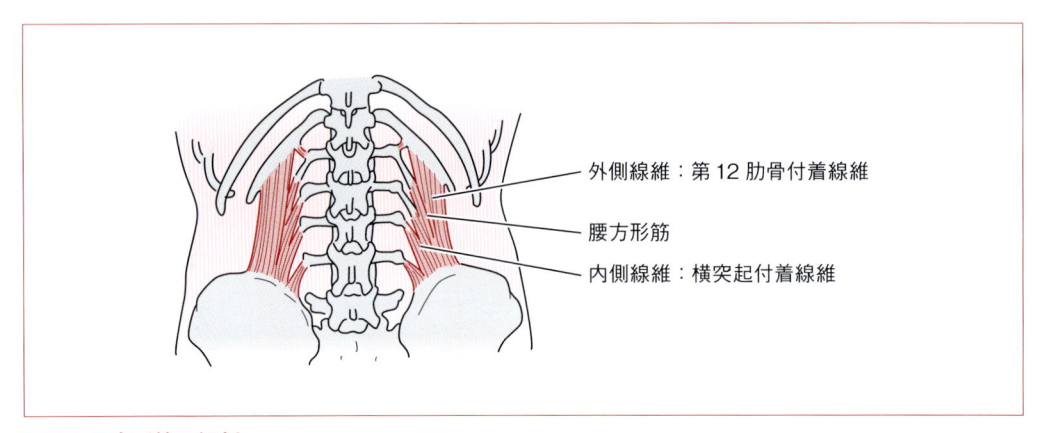

図8 ● 腰方形筋の解剖

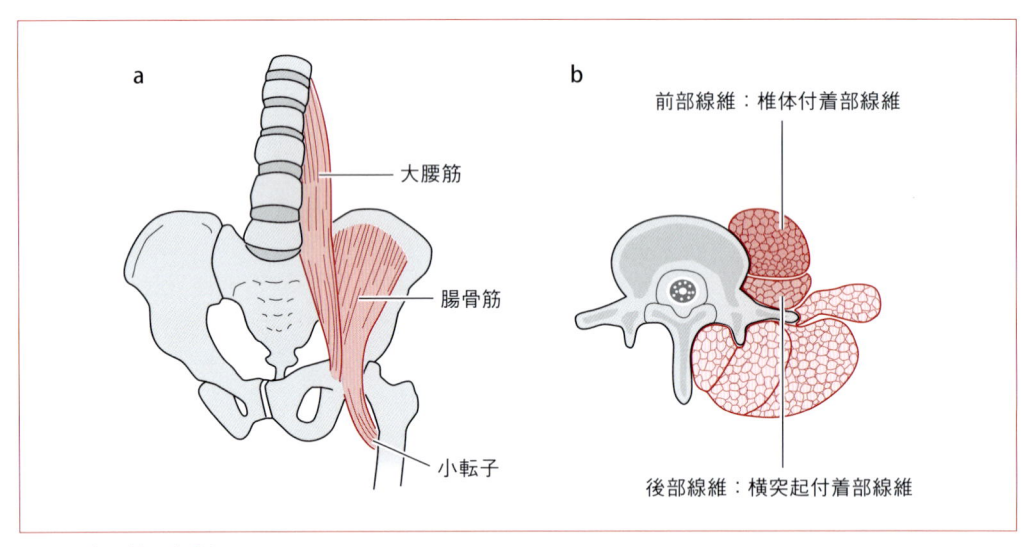

外側線維：第12肋骨付着線維
腰方形筋
内側線維：横突起付着線維

図9 ● 大腰筋の解剖
a：前額面，b：水平面．

大腰筋
腸骨筋
小転子
前部線維：椎体付着部線維
後部線維：横突起付着部線維

いる[13]．腰椎安定性に関与しているのは主に腰椎に付着している内側線維であり，有限要素モデルを用いた研究により，腰方形筋が椎間の変位や椎間板内圧を軽減し安定性を向上させることが報告されている[14]．

7　大腰筋

　大腰筋（図9）は第12胸椎～第4腰椎の椎体および椎間板の側面から起こる前部線維と第1～5腰椎の横突起から起こる後部線維に分けられ，両者ともに腸骨筋と一体化して大腿骨の小転子に停止する．股関節に対して屈曲・外旋作用を有し，腰椎に対しては，一側性の収縮により同側への側屈が生じ，両側性の収縮により腰椎伸展（前弯）が生じる．そのなかで，前部線維は主に股関節屈曲や腰椎屈曲・側屈に作用する一方，後部線維は腰椎が前弯曲位にあれば腰椎伸展・側屈に作用すると報告されている[15]．腰椎安定性への作用に関して，大腰筋は主に椎体側面に付着していることから，両側性の収縮により前額面上の腰椎安定性を高めること

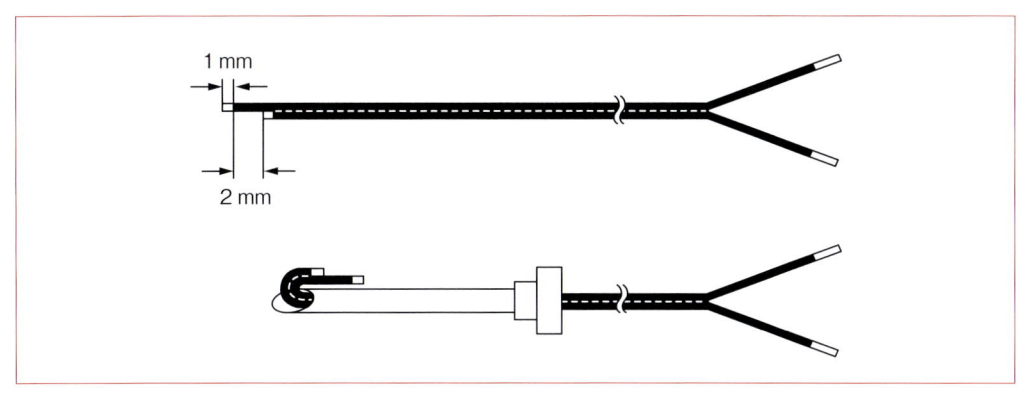

図10 ● ワイヤ電極の仕様

や[16]，大腰筋のなかでも後部線維が腰椎安定性に関与していることが報告されている[17]．

Column　大腰筋や腰方形筋は腰椎に直接付着するが，脊柱から離れた線維は多分節を跨いでいるためローカル筋とグローバル筋の両者の役割をもつと考えられる．多分節にわたる線維の収縮によって腰椎が前弯していれば前弯を強くする方向である腰椎伸展運動が生じ，後弯していれば屈曲方向に運動する．これは，胸鎖乳突筋が頭部の位置によって頸椎屈曲筋としても伸展筋としても作用することと同じである．このように関節のアライメントによってグローバル筋の働きは変わるため，関節近傍のローカル筋の役割が重要となる．

3 体幹深層筋の活動評価方法

　体幹深部に位置するローカル筋の活動を評価するためには，従来から用いられている表面筋電図では困難である．そこで近年，ローカル筋の活動評価に用いられている手法を紹介する．

1 ワイヤ電極による筋活動評価

　ローカル筋の筋活動量を直接的に計測するには，ワイヤ電極を用いた筋電図測定が必要となる．われわれは金子ら[18]の手法を参考に，体幹深層筋へワイヤ電極を刺入し筋活動解析を行ってきた．ワイヤ電極は，ウレタンコーティングされた直径0.05 mmの導線（ユニークメディカル社製）であり，先端1 mmのコーティングをはがして通電できるようにしている．そのワイヤを2本貼り合わせて双極誘導できるようにし，ワイヤ電極をカテラン針に通した後，刺入時に被検筋に引っかかるよう先端を折り返した状態で刺入する（図10）．

　刺入は超音波画像ガイド下にて，被検筋とカテラン針を確認しながら行う．腹横筋へは腹部から刺入し，外腹斜筋，内腹斜筋を貫通して，電極先端を到達させる（図11a）．多裂筋は背部から刺入し，椎弓の直上に描出された多裂筋に向けて刺入する（図11b）．大腰筋は背部から刺入し，腰方形筋の筋膜を貫通して電極を到達させる（図11c）．電極刺入後，カテラン針

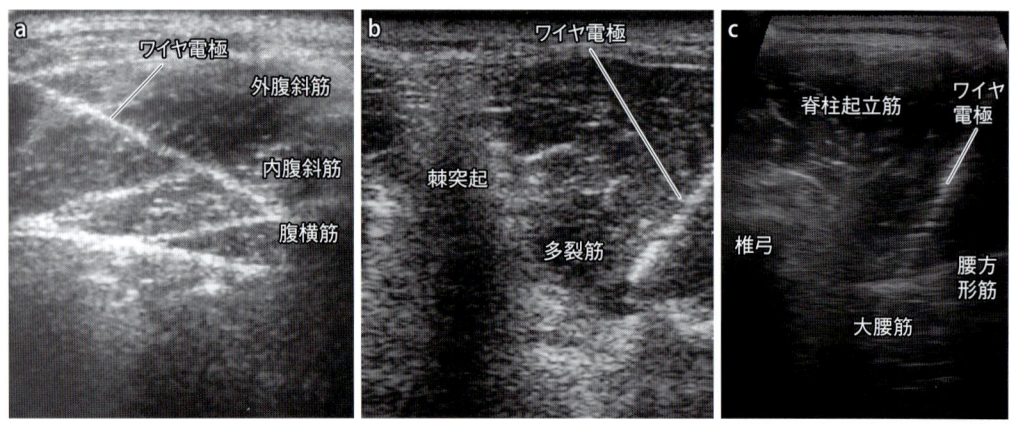

図11● ワイヤ電極刺入時の超音波画像
a：腹横筋，b：多裂筋，c：大腰筋．

表2● ローカル筋の表面電極設置部位とその妥当性

筋	表面電極の位置	評価項目	ワイヤ筋電図との妥当性検証
腹横筋	上前腸骨棘の2 cm内下方（内腹斜筋/腹横筋として）	オンセット	○
		筋活動量	×
多裂筋	L5棘突起の2 cm外側	筋活動量	○
腰方形筋	脊柱起立筋筋膜から4 cm外側かつ第12肋骨と腸骨稜の中点の高さ	―	未検証
大腰筋	鼠径部において大腿動脈と縫工筋の間（腸腰筋として）	―	未検証

を抜去してワイヤ電極を留置し，電気刺激によって電極が被検筋に正しく留置しているか確認することができる．

2 表面筋電図を用いたローカル筋活動評価の妥当性

　近年，表面筋電図を用いてローカル筋の活動評価を行う妥当性検証がなされている（表2）．上前腸骨棘2 cm内下方は外腹斜筋が覆っていない腹斜筋群の層になっているため[19]，内腹斜筋および腹横筋活動を評価する表面電極貼付部位として用いられている．Marshallら[20]は，上記部位に表面電極を設置し，ワイヤ電極によって測定した腹横筋のオンセット（筋活動開始時点）を比較した結果，妥当性が示されたことを報告している．一方筆者ら[21]は，腹横筋にワイヤ電極および表面電極を設置し筋活動量を比較した結果，クロストークの影響により腹横筋では相関を認めなかったことから，表面筋電計測では腹横筋の筋活動を正確に評価できないことを報告した．

　多裂筋は下位腰椎で筋腹が大きくなっているため，L5棘突起の2 cm外側に表面電極を設置することが多い．表面電極とワイヤ電極との多裂筋活動量を比較した先行研究により妥当性が示されており[22]，筆者らの研究においても[21]，多裂筋では表面電極とワイヤ電極との活動量に有意な相関を認めた（相関係数 $\rho = 0.67 \sim 0.79$）．これらのことから多裂筋の筋活動は

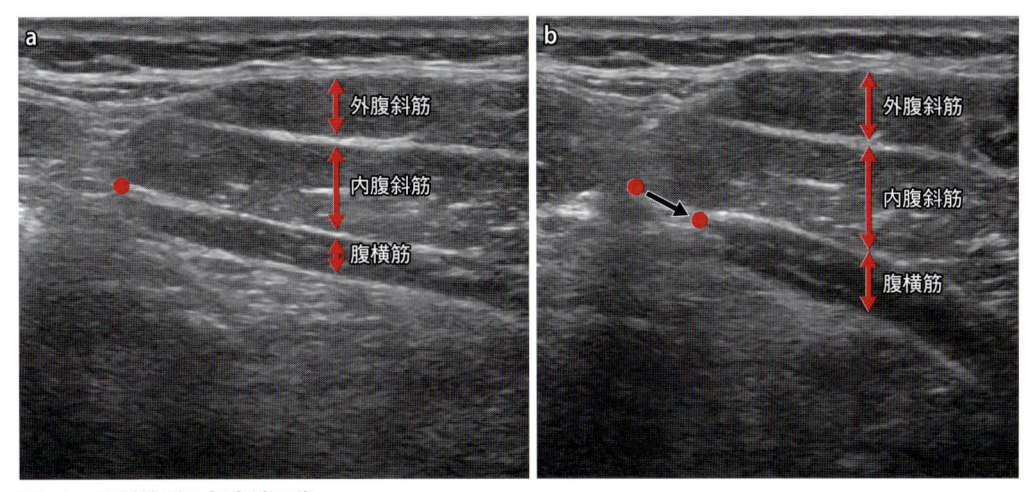

図12 ● 腹斜筋群の超音波画像
a：安静時，b：draw-in 時．
draw-in によって腹横筋が厚くなっている（安静時：0.29 cm，draw-in 時：0.49 cm）．また，滑走した腹横筋付着部の変位を測定することも可能（●：腹横筋付着部）．

表面電極によって十分評価できると考える．

腰方形筋や大腰筋に対しては，表面筋電計測による活動量評価を試みている研究がある[23〜25]が，いまだワイヤ筋電図との比較による詳細な妥当性検証はされておらず，今後の課題である．

3 超音波画像装置による評価

ワイヤ筋電計測は侵襲的な手法のため，臨床現場では非侵襲的な超音波画像装置を用いてローカル筋活動が評価される．超音波画像では筋厚や筋断面積など，筋形態の変化から筋活動の指標として捉えている．

腹横筋の筋厚測定を実施する際，プローブを側腹部に設置し，短軸像（水平断画像）から腹斜筋群を描出する．上層から外腹斜筋，内腹斜筋，腹横筋の順に筋厚を確認することができ，draw-in 時の腹横筋筋厚変化をフィードバックしながら運動療法を行うことが可能である（図12，Ⅵ章図12参照）．腹横筋の筋厚変化とワイヤ筋電図による筋活動量を比較した研究において，両者の間に相関関係を認めることが報告されている[26]．特に，低い活動レベル（腹横筋：12%MVC，内腹斜筋：22%MVC）において筋厚変化と筋活動量の相関が高いことが明らかにされている[27]．逆に筋活動量が高くなる一方，筋厚変化には形態的な限界があるため，大きな筋活動量を示す運動では超音波画像で評価できない可能性がある．筋活動量だけでなく，腹横筋のオンセットを超音波画像にて評価する妥当性も検証されており，その有効性が示されている[28]．また，腹横筋機能を評価する指標のひとつとして，腹横筋付着部の滑走性を計測する手法も報告されており[29]（図12），さまざまな手法から超音波画像を用いてローカル筋の機能評価が行われている．

多裂筋の筋厚測定では，下位腰椎棘突起の近傍にプローブを筋線維と平行に当てて長軸像（矢状断面像）を描出し，椎間関節上部に位置する多裂筋筋膜間の距離を計測する（図13）．

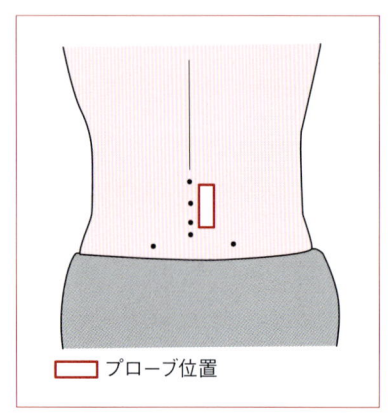

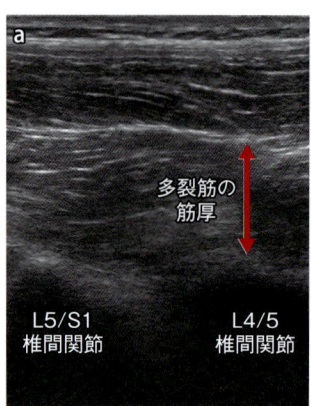

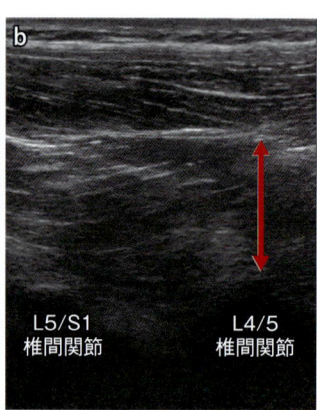

図 13 ● 多裂筋のプローブ位置と超音波画像
a：安静時，b：背筋群収縮時．

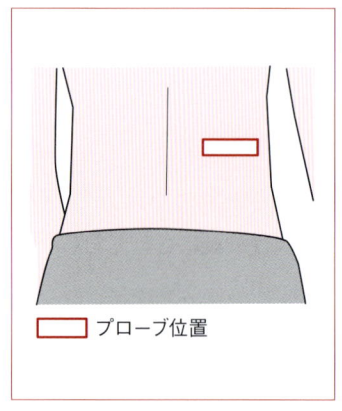

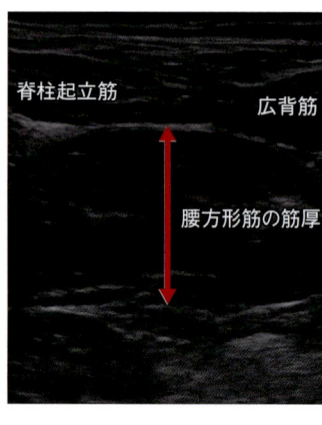

図 14 ● 腰方形筋のプローブ位置と超音波画像

　腹横筋と同様に，多裂筋の筋厚変化から筋活動量を評価する妥当性の検証も行われており，その有効性が示されている[30]．

　腰方形筋はL3/4椎間関節から約3〜5cm外側にプローブを移動させて，短軸像を描出する（図14）．腰方形筋の筋厚変化と筋活動量との相関関係を検証した報告はないが，腰方形筋の筋厚変化が大きかったside bridgeやside bending（体幹側屈運動）は，ワイヤ筋電図を用いた先行研究[31]においても筋活動量が大きかったことが確認されている[32]．

4　MR画像による筋活動量評価

　近年，magnetic resonance imaging（MRI）を用いたMR拡散共調画像により，ローカル筋の活動量を非侵襲的に評価する試みが行われている[33]．MR拡散共調画像は組織内の水分子の拡散を描出し，指定範囲のADC値（apparent diffusion coefficient，見かけの拡散係数）を用いて筋内の水分量を定量的に評価し，筋肉の活動量の指標として用いられている．われわれは本手法を用いて，さまざまなエクササイズ時の大腰筋活動量を評価し，大腰筋エクササイズの効果を検討している（図15）．また，MR拡散強調画像から計測したADC値とワイヤ筋電図により計測した筋活動量を比較した結果，有意な相関関係（相関係数r＝0.50，図16）を

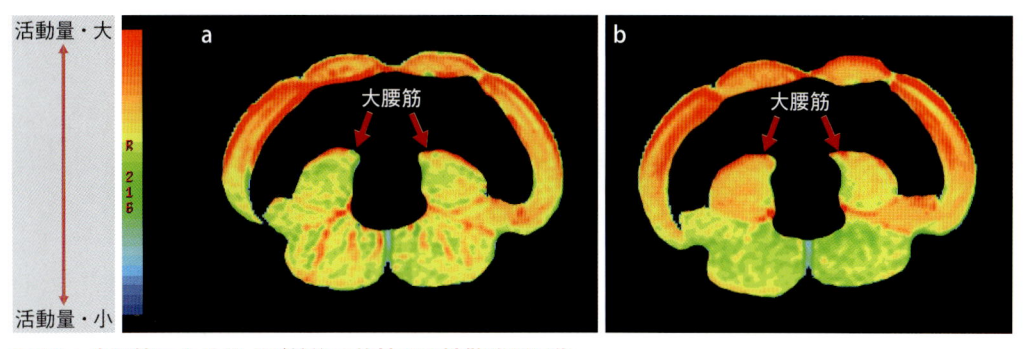

図15 ● 大腰筋エクササイズ前後の体幹MR拡散強調画像
a：エクササイズ前，b：エクササイズ後．
エクササイズ後の画像では，大腰筋が赤くなっている．これは大腰筋内の水分含有量が増えたことを表し，エクササイズ中に筋活動が行われていたことを示している．

図16 ● 大腰筋のMR拡散強調画像ADC値とワイヤ筋電筋活動量の相関図
大腰筋に対し，MR拡散強調画像から得られたADC値（横軸）とワイヤ筋電図から得られた筋活動量（縦軸）の相関図を示す．両者には有意な正の相関関係（r = 0.50）を認めた．

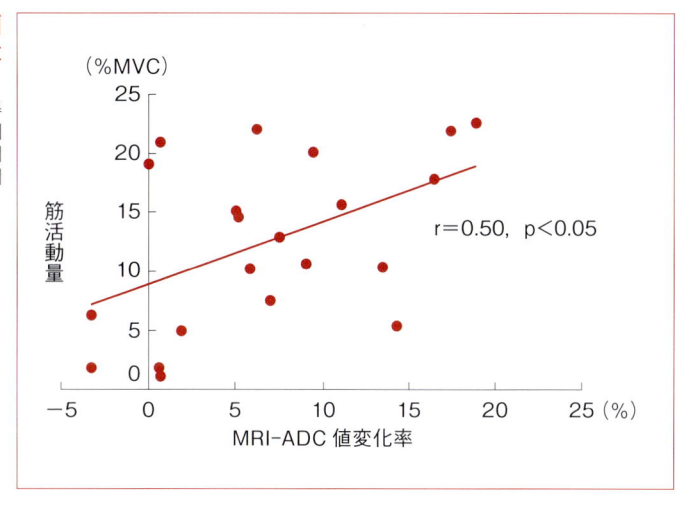

認めていたことから，筋活動の総量を評価する手法として期待される．

4 身体運動時の体幹深層筋の活動様式

　先行研究により，基本的な身体運動時のローカル筋機能についてさまざまなことが明らかにされている．上肢挙上時に腹横筋は三角筋（主動筋）に先行して活動し，体幹筋のなかで最も早く活動を開始することが明らかになっている（図17）[34]．同様の結果が下肢の運動でも確認されており[35]，四肢運動時に腹横筋はフィードフォワード機能を有することが明らかにされている．われわれの研究においても，ジャンプ動作時に腹横筋は外腹斜筋や腹直筋よりも有意に早く活動し，ジャンプの蹴り出し期（push off phase）にて大きな地面反力を受ける準備段階として働くことを報告している（図18）[36]．以上から，腹横筋はあらゆる運動時に最も早く活動を開始し運動の土台となっていることから，draw-inにより腹横筋機能向上させることが腰痛治療やパフォーマンス向上につながると考えられる．

　歩行時では，腹横筋や内腹斜筋といったローカル筋は，歩行周期全体を通じて活動している

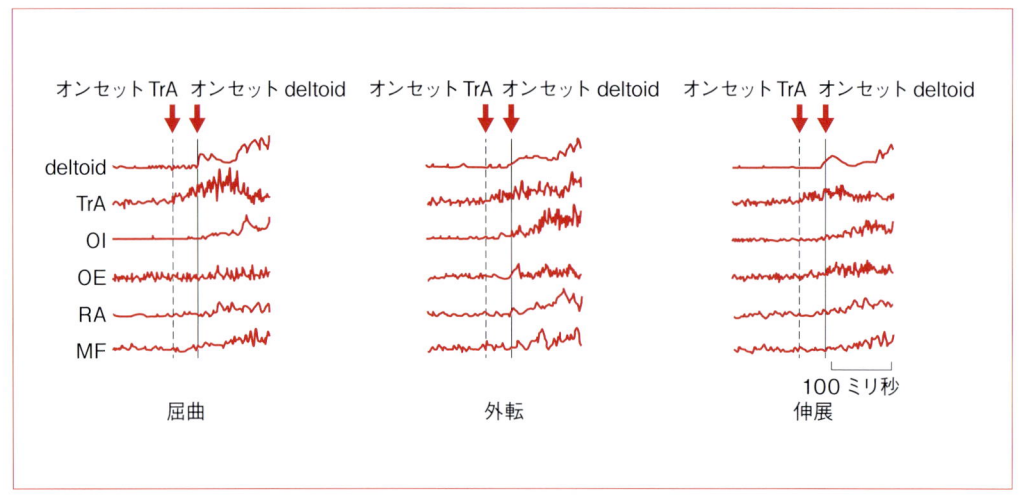

図 17 ● 肩関節運動時の体幹筋オンセット
deltoid：三角筋，TrA：腹横筋，IO：内腹斜筋，OE：外腹斜筋，RA：腹直筋，MF：多裂筋．
腹横筋のオンセットは三角筋（主動筋）よりも早く活動を開始している．（文献 34 を一部改変）

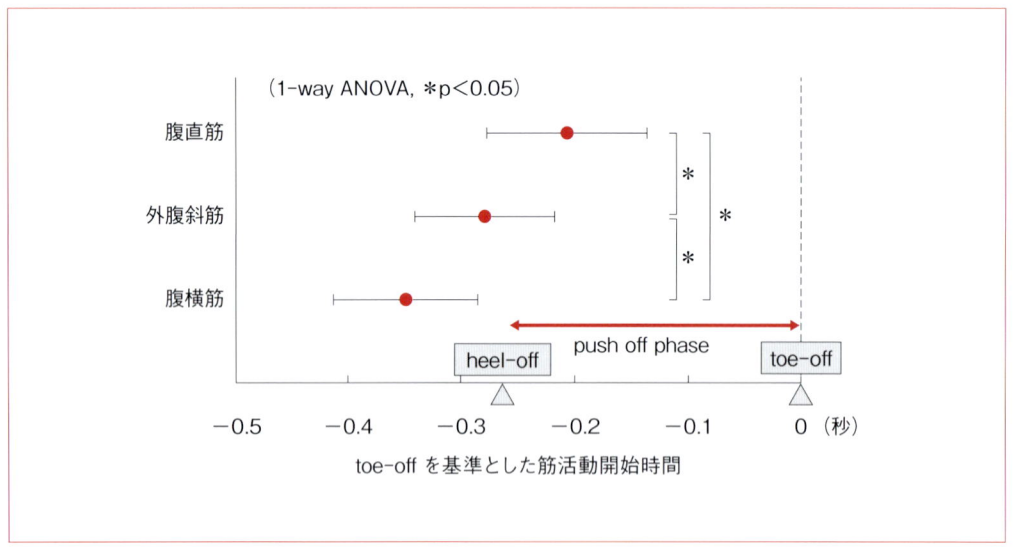

図 18 ● 立ち幅跳び時の腹筋群の活動開始時間
立ち幅跳びを行った際の toe-off を基準（0 秒）とした腹筋群の筋活動開始時点を示す．腹横筋のオンセットは外腹斜筋，腹直筋よりも有意に早い．（文献 36 を一部改変）

ことが明らかにされている（図 19a）[37]．一方，走行ではローカル筋の活動に加えて，グローバル筋である腹直筋の活動割合が高くなることが報告されている（図 19b）[37]．本結果より，歩行や走行などの移動能力にもローカル筋機能が重要であることが示唆されている．

　大腰筋は，歩行時に前部線維と後部線維で異なる作用を示すことが報告されている[38]．前部線維は下肢を振り出す遊脚期に大きく活動するのに対し，後部線維は脊柱起立筋と同調して立脚後期から遊脚期への切り替え時に活動が大きくなる．これは，歩行時に前部線維が股関節屈筋として作用し，後部線維は脊椎安定性に関与していることが示唆されている．

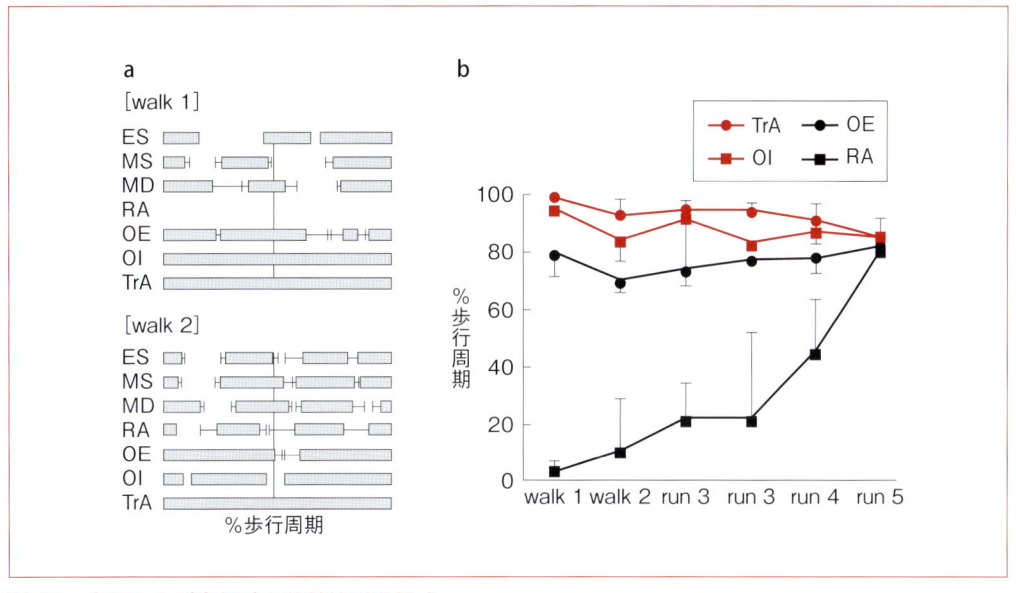

図19 ● 歩行および走行時の体幹筋活動様式

TrA：腹横筋，OI：内腹斜筋，OE：外腹斜筋，RA：腹直筋，MD：深部多裂筋，MS：表層多裂筋，ES：脊柱起立筋．
walk 1：歩行 1 m/秒，walk 2：歩行 2 m/秒，run 2：走行 2 m/秒，run 3：走行 3 m/秒，run 4：走行 4 m/秒，run 5：走行 5 m/秒．
a：グレーの部分が活動している時点を示す．腹横筋は歩行周期全体を通じて活動している．
b：縦軸は 1 歩行周期に対する活動していた時間の割合．腹横筋は歩行・走行ともにほぼ全周期で活動しているのに対し，腹直筋は遅い歩行では活動しておらず，速い走行で活動割合が大きくなる．（文献37より引用）

図20 ● draw-in

息を吐きながら腹部を引き込ませ，腹横筋の選択的収縮を促通する．

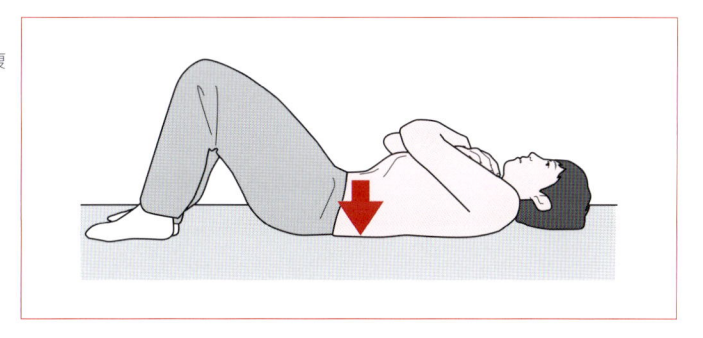

5 体幹安定化運動時の体幹筋活動様式

　臨床やスポーツの現場では対象者の病態や身体能力に合わせて，さまざまな体幹安定化運動が行われている．体幹安定化運動はローカル筋を含めた体幹筋の神経筋協調性の改善を目的として行われる．しかし，ローカル筋は体幹深部に位置しているため，筋活動様式については不明な点が多い．そこでわれわれは，ワイヤ筋電図を用いてさまざまなエクササイズ時のローカル筋活動を測定し，その有効性を検討してきた．本稿ではその代表的なものを紹介する．

1 draw-in

　体幹安定化運動の基本となるのが，腹部引き込みによる draw-in である（図20）．背臥位

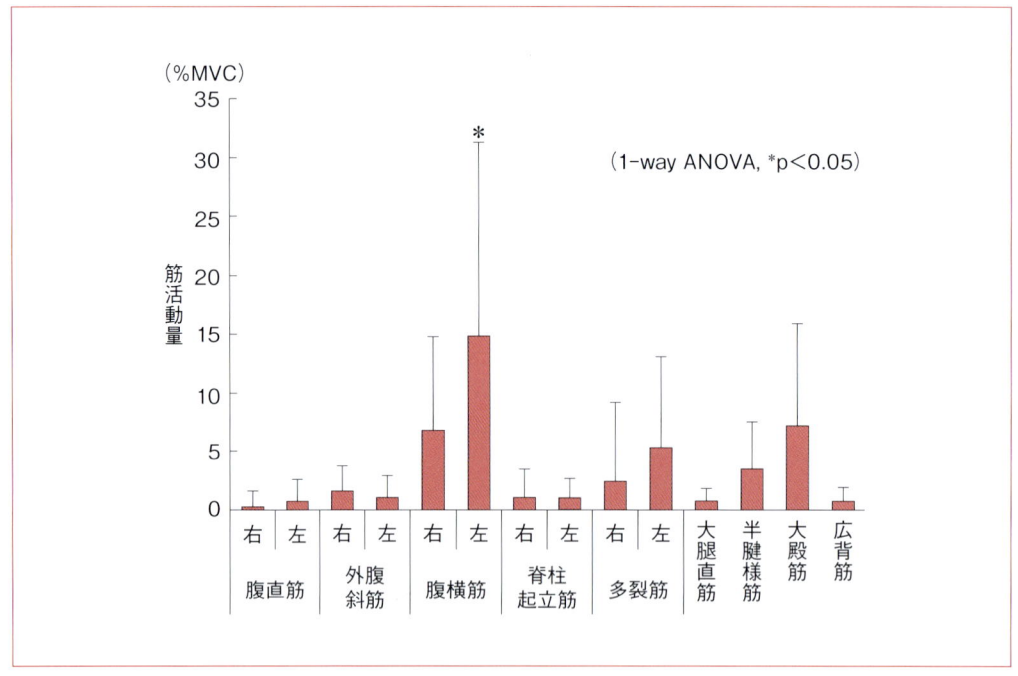

図21 ● 骨盤後傾時の体幹・下肢筋活動量
立位にて自動骨盤後傾運動を行った際，腹横筋（左）の活動量が他の筋に比べ有意に大きい．（文献12より引用）

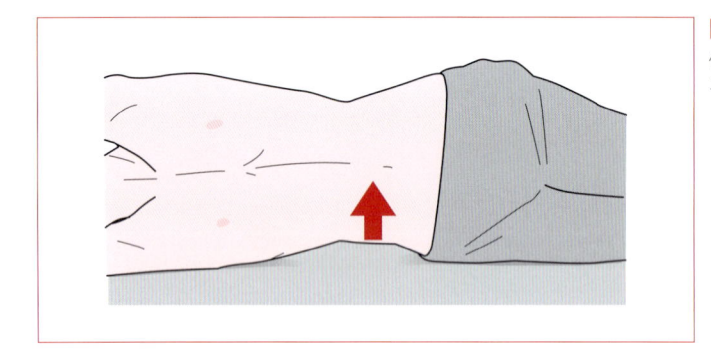

図22 ● side draw-in
側臥位にてdraw-inを行いながら，ウエストを持ち上げる．

にて，下腹部の筋収縮を意識しながら腹部を引き込ませる．先行研究により，draw-inではグローバル筋（腹直筋，外腹斜筋）の活動量が抑制されたなかで，腹横筋の活動量が最も大きくなることが示されている[39]．よって，正しいdraw-inは，腹横筋の選択的な収縮を促すことが重要であり，グローバル筋である腹直筋や外腹斜筋に収縮を生じさせないことに注意する．また，われわれは立位での自動骨盤後傾運動時に腹横筋の筋活動量がほかの筋よりも有意に大きいことをワイヤ電極による解析で報告しており（図21）[12]，draw-inに骨盤後傾を伴うことで腹横筋の活動をより促通することができると考える．また，一側の腹横筋を促通する場合，促通する側を下にした側臥位にてdraw-inを行うside draw-inが用いられている（図22）．

draw-inの効果として，上肢運動時の腹横筋オンセットが，即時的のみならず長期的にも早くなることが報告されており[40,41]，ローカル筋の神経・筋促通機能を向上させることが明らかにされている．臨床やスポーツ現場では，draw-inを行わせながら一側下肢を伸展挙上させるdraw-in＋下肢伸展挙上（straight leg raising：SLR）を用いて，腰椎骨盤の安定性が評価さ

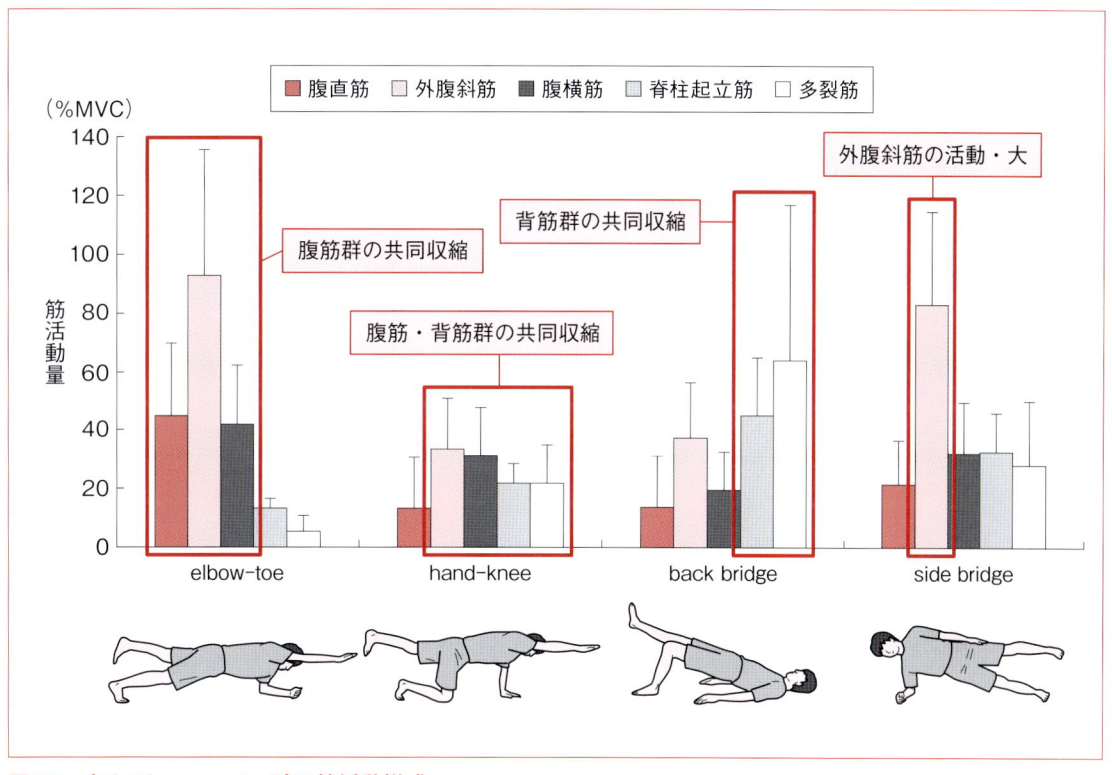

図23 ● 各 bridge exercise 時の筋活動様式
elbow-toe では腹筋群の共同収縮，hand-knee では中等度の腹筋・背筋の共同収縮，back bridge では背筋群の共同収縮，side bridge では外腹斜筋の活動量が大きくなる傾向を示した．（文献43より引用）

れている（active SLR テスト）[42]．安定性が獲得されている場合，骨盤の動きは生じず股関節の屈曲運動のみが行えるが，安定化作用が不十分な場合，骨盤の運動が生じてしまう．

2 bridge exercise

　draw-in は主に腹横筋の選択的収縮を促通するエクササイズであるが，bridge exercise ではローカル筋とグローバル筋の共同収縮を目的に行われる．基本的な bridge exercise として，front bridge（elbow-toe，hand-knee など基底面に接する部位を名称としている），back bridge，side bridge などがあり，各エクササイズに上・下肢挙上を行わせて難易度を調整する（詳細はⅥ章 図15～18，Ⅶ章 図11～13 参照）．われわれはワイヤ電極を腹横筋および多裂筋に刺入し，各 bridge exercise 時の体幹筋活動様式を検証してきた．その結果，elbow-toe が腹筋群の共同収縮，back bridge が背筋群の共同収縮，hand-knee では 30～40％MVC の腹筋・背筋群の共同収縮を示し，side bridge では支持側の外腹斜筋の活動量が特異的に大きかった（図23）[43]．筋ごとには，腹横筋は elbow-toe 対側上・下肢挙上（右腹横筋：elbow-toe 右上肢左下肢挙上で 41.8 ± 20.2％MVC，左腹横筋：elbow-toe 左上肢右下肢挙上で 50.6 ± 28.3％MVC）で有意に大きな活動量を示した（図24）[44]．多裂筋の活動量は back bridge や hand-knee 対側上・下肢挙上で有意に大きかった（図25）[44]．

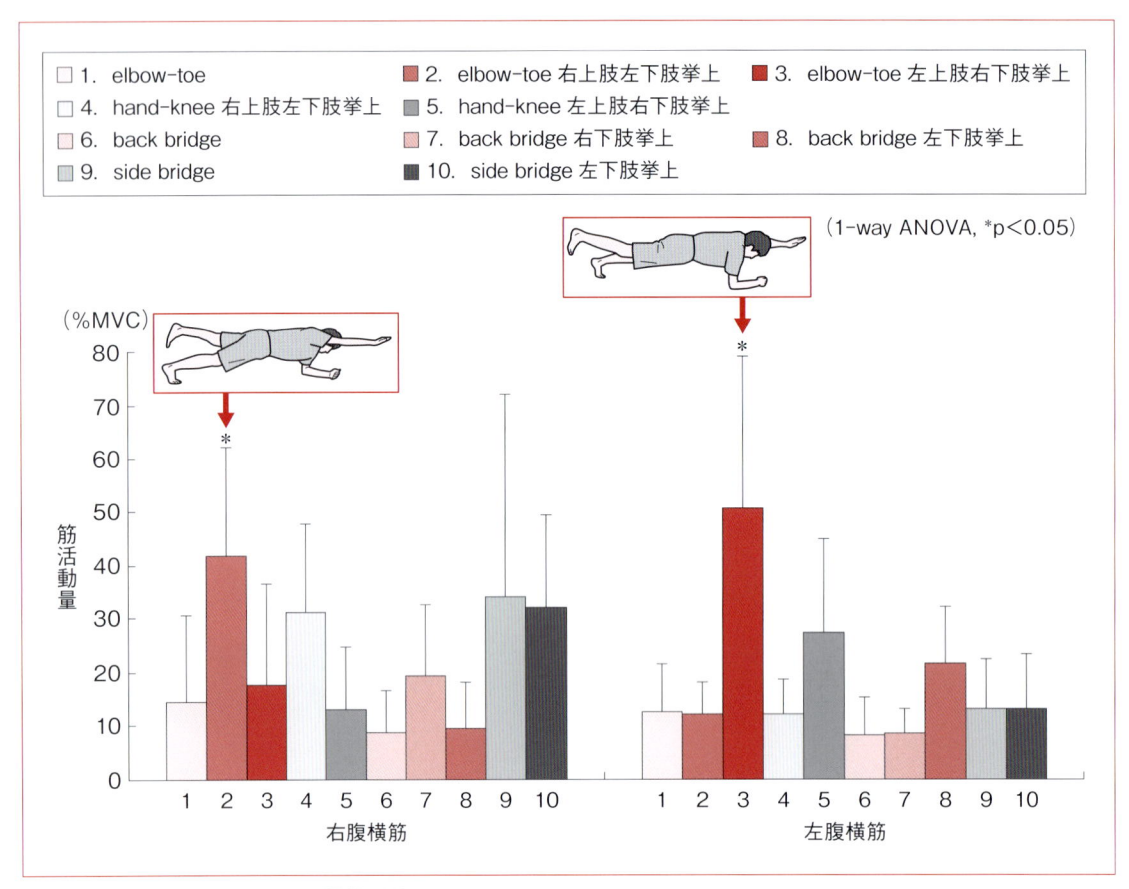

図 24 ● bridge exercise 時の腹横筋活動量
10 種類の bridge exercise 時の腹横筋活動量を比較した結果，elbow-toe 対側上・下肢挙上で活動量が有意に大きかった．（文献 44 を一部改変）

> **Column** bridge exercise では，床面に面している体幹筋群の共同収縮を示す．たとえば，elbow-toe であれば腹筋群，side bridge であれば下側の腹斜筋群が促通される．高齢者など身体能力が低い腰痛者に対しては，活動レベルが低い hand-knee が有用である．臨床現場では，促通すべき体幹筋群を評価し，患者の身体機能レベルに適した bridge exercise を処方する．

bridge exercise 時の上・下肢挙上による筋活動様式の変化では，elbow-toe において，上肢挙上側と同側の腹横筋と反対側の外腹斜筋の活動量が有意に増加した（図 26）[45]．よって，臨床現場において elbow-toe 右上肢挙上が困難な場合は，右腹横筋あるいは左外腹斜筋の機能低下が疑われる．一方，hand-knee での上下肢挙上では，挙上した下肢と同側の多裂筋および対側の脊柱起立筋の活動量が有意に増加した（図 27）[45]．よって，hand-knee 右上肢・左下肢挙上時に大きな代償動作を認める場合は，左多裂筋あるいは右脊柱起立筋の機能低下を疑う．

運動処方は強度を段階的に上げて処方するが，一般的に front bridge の強度は hand-knee → elbow-knee → elbow-toe の順に負荷が上がると考えられている．そこで，3 つの front

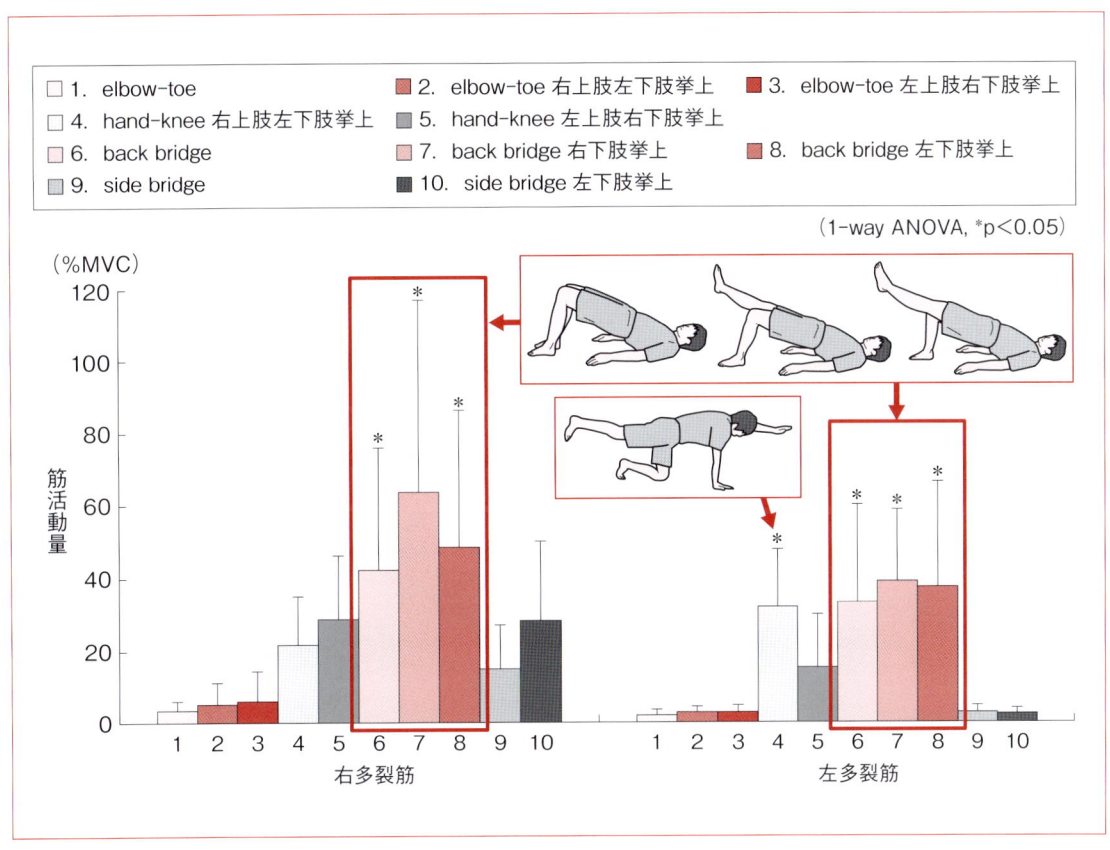

図25 ● bridge exercise 時の多裂筋活動量

10種類の bridge exercise 時の多裂筋活動量を比較した結果，back bridge や hand-knee 対側上・下肢挙上で活動量が有意に大きかった．（文献44を一部改変）

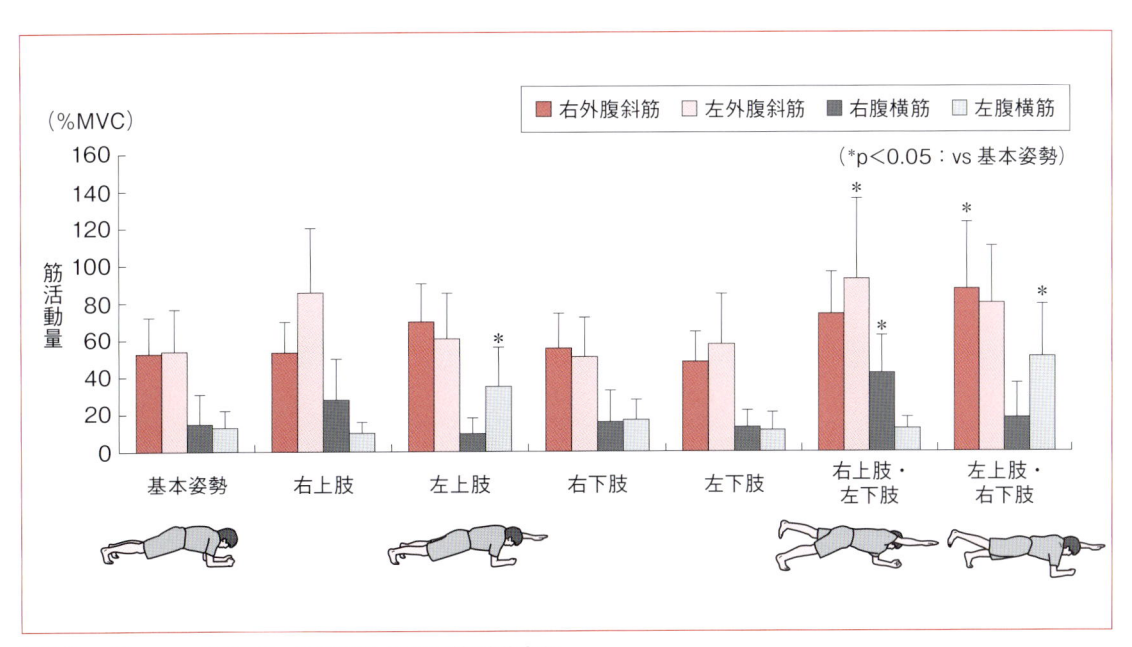

図26 ● elbow-toe での上・下肢挙上による筋活動変化

elbow-toe では，上肢挙上によって挙上側と同側の腹横筋の活動量が有意に大きくなり，対側上・下肢挙上では上肢挙上側と同側の腹横筋および反対側の外腹斜筋の活動量が有意に大きくなった．（文献45を一部改変）

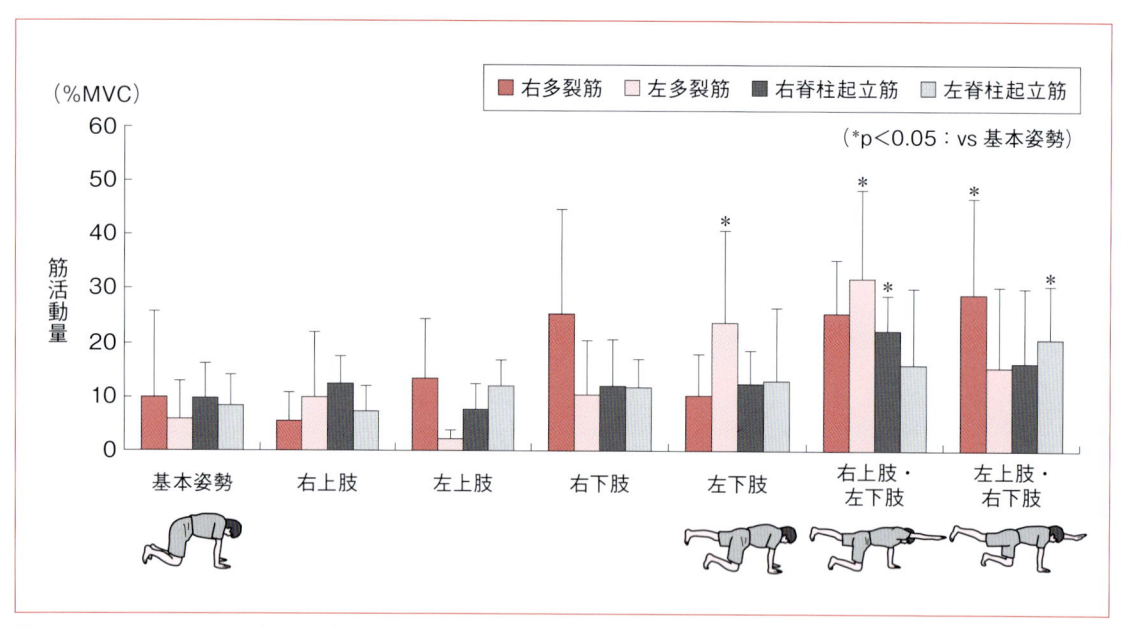

図 27 ● hand-knee での上・下肢挙上による筋活動変化

hand-knee では，下肢挙上によって挙上側と同側の多裂筋の活動量が有意に大きくなり，対側上-下肢挙上では下肢挙上側と同側の多裂筋および反対側の脊柱起立筋の活動量が有意に大きくなる．（文献 45 を一部改変）

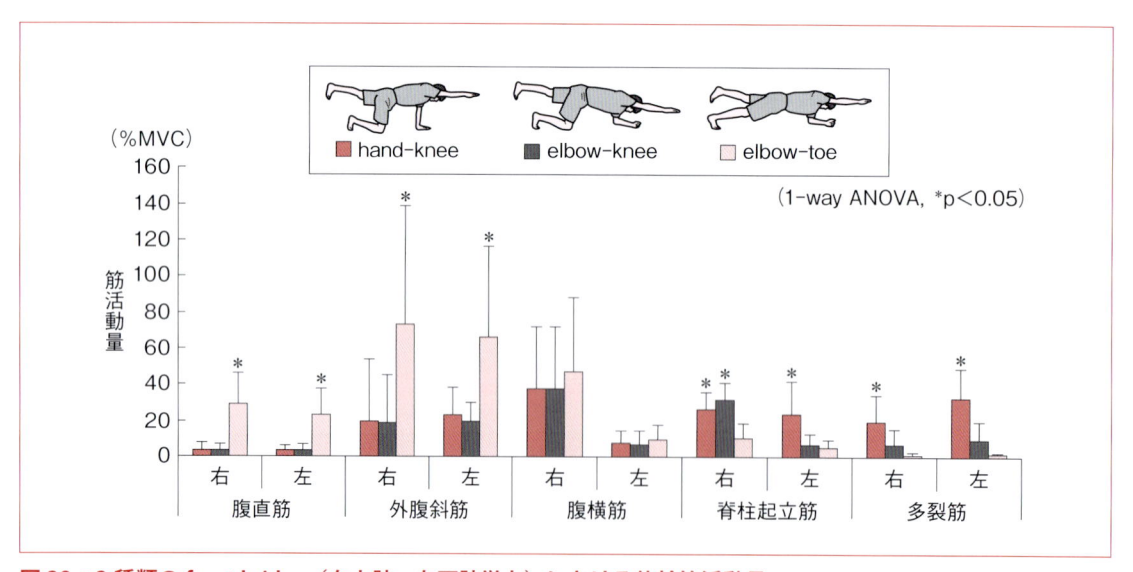

図 28 ● 3 種類の front bridge（右上肢・左下肢挙上）における体幹筋活動量

elbow-toe では腹部グローバル筋（腹直筋，外腹斜筋）の活動量が有意に大きく，hand-knee や elbow-knee では多裂筋や脊柱起立筋の活動量が大きい．一方，腹横筋は 3 種類の front bridge の間で有意差を認めなかった．

bridge 時の筋活動量を比較したところ，elbow-toe で腹部グローバル筋（腹直筋，外腹斜筋）の活動量が有意に大きかったのに対し，背筋群（脊柱起立筋，多裂筋）の活動量は hand-knee で有意に大きかった（図 28）．しかし，腹横筋の活動量は 3 つのエクササイズで有意差を認めなかったことから（hand-knee：38.0 ± 33.5％MVC，elbow-knee：37.5 ± 34.1％MVC，elbow-toe：46.9 ± 41.2％MVC），負荷の大きい elbow-toe では腹部グローバル筋の活動量が増加することが示唆された．

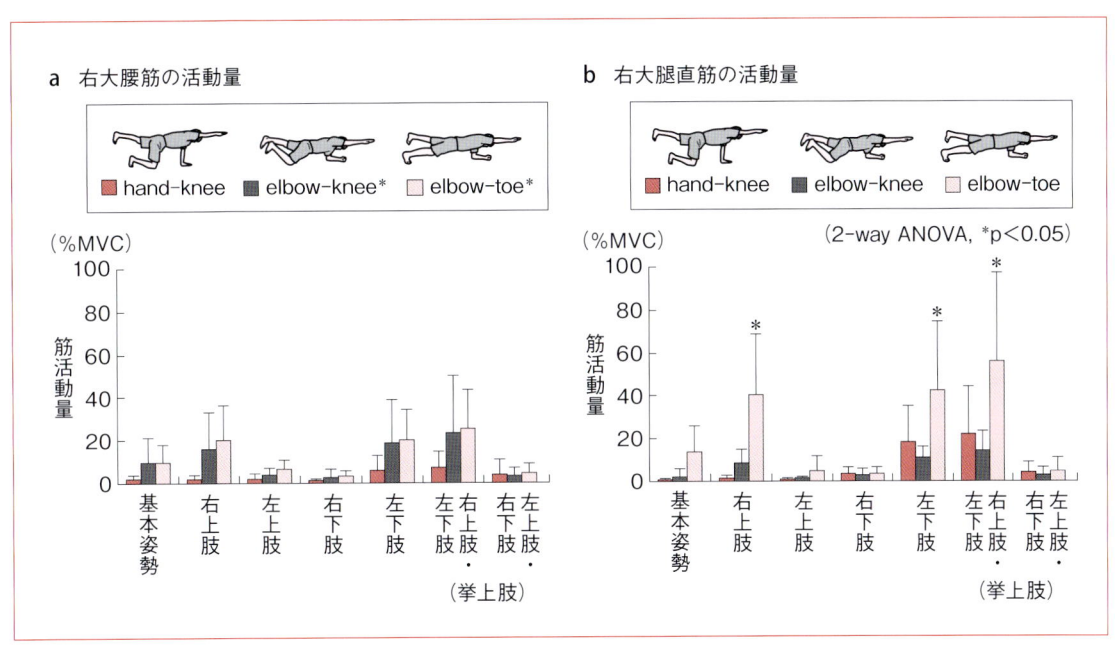

図29 ● 3種類のfront bridge（右上肢・左下肢挙上）における大腰筋と大腿直筋の活動量

大腰筋はelbow-kneeおよびelbow-toeで有意に活動量が大きかったのに対し，大腿直筋はelbow-toeでのみ有意に活動量が大きかった．また，大腰筋・大腿直筋ともに，右上肢挙上，左下肢挙上，右上肢・左下肢挙上で活動量が増加した．

> **Column** 筋力強化を目的としたトレーニングの筋活動量の目安としては，最大収縮の45〜66%以上の活動量（MVC）が必要であるとされている[46,47]．一方，ニュートラルゾーンにおいて腰椎安定性を制御するには，30% MVC以上の活動量で十分であると報告されている[48]．そのため分節的な腰部安定性を目的としたエクササイズでは高負荷なエクササイズを処方する必要はなく，30〜40% MVCの中等度エクササイズで十分である．

　さらに，front bridgeでは股関節周囲の筋活動も関与するため，hand-knee，elbow-knee，elbow-toe時の大腰筋活動をワイヤ筋電図により計測した．その結果，右大腰筋の活動量はelbow-kneeおよびelbow-toeで大きく，上下肢挙上の変化では，右上肢，左下肢，右上肢・左下肢挙上時に大きかった（図29a）．一方，右大腿直筋の活動量はelbow-toeでの右上肢挙上（40.4±28.4%MVC），左下肢挙上（42.0±32.9%MVC），右上肢・左下肢挙上（56.2±41.4%MVC）で特異的に大きかった（図29b）．これらのことから，elbow-toeを行う際には大腿直筋や大腰筋の活動が大きくなるため，その強度が高くなっていることが示唆される．

　また，ワイヤ筋電図だけでなく，MR拡散強調画像を用いて5つの体幹エクササイズ（hand-knee，elbow-knee，elbow-toe，side bridge，knee raise）の大腰筋活動量を測定した．その結果，elbow-toe右上肢・左下肢挙上（14.9±4.1%，値は安静時からの変化率）およびelbow-knee右上肢・左下肢挙上（7.8±7.0%）で右大腰筋の活動量が大きく，ワイヤ筋電図を用いた実験と同様の結果を得た（図30）．さらに，knee raiseがほかのエクササイズに比べ左右の大腰筋活動量が有意に大きく（右大腰筋：11.6±5.1%，左大腰筋：11.0±5.8%，図30），elbow-toe，elbow-knee，knee raiseが大腰筋エクササイズとして有効な可能性がある．

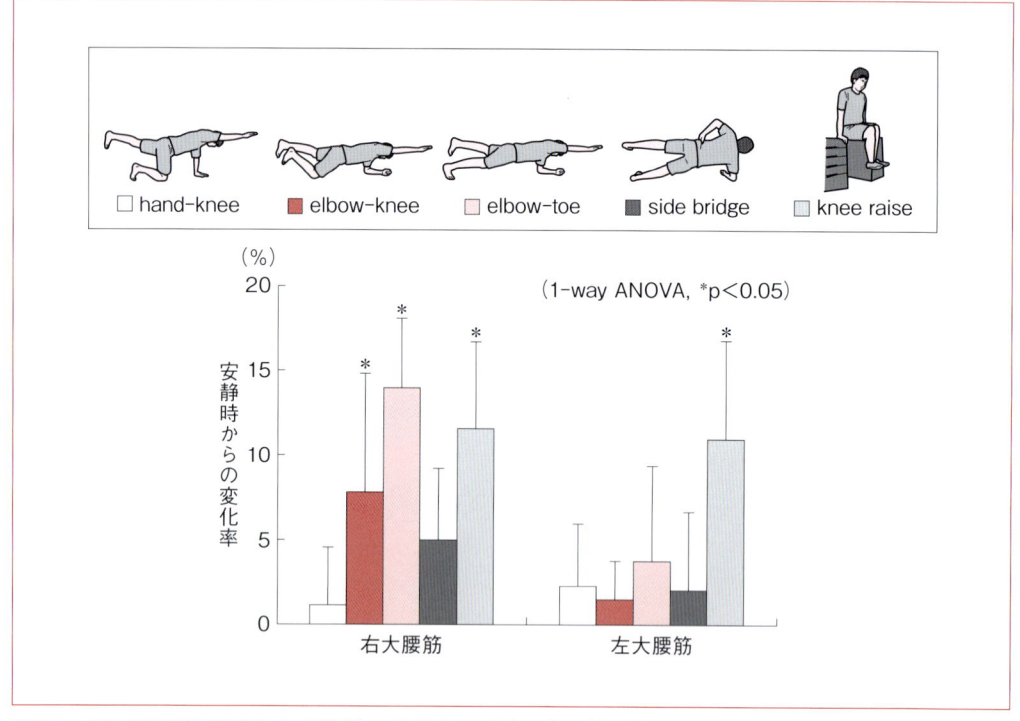

図 30 ● MR 拡散強調画像による体幹エクササイズ時の大腰筋活動量
5 種類のエクササイズ時の大腰筋活動量を MR 拡散強調画像にて比較した結果，knee raise で両側大腰筋，elbow-toe および elbow-knee（右上肢・左下肢挙上）で右大腰筋の活動量が有意に大きかった．

3 sit-up exercise

　sit-up（起き上がり）運動は，従来から腹筋群の筋力トレーニングとして用いられてきたが，下肢の屈曲や固定の有無などによりさまざまなバリエーションがあり，われわれはさまざまな sit-up 時の体幹・下肢の筋活動様式を計測した．大腰筋にはワイヤ電極を刺入して解析したところ，大腰筋は起き上がりの上体屈曲初期よりも屈曲中期，後期で活動量が有意に大きくなるのに対し（図 31a），腹筋群は屈曲初期，中期で活動量が大きくなることが示された（図 31c, d）．この結果から，起き上がり運動において，初期では腹筋群の貢献度が高く，後期に進むにつれて股関節屈筋群を利用したストラテジーをとっていることが明らかとなった．また，大腿直筋が下肢を固定した sit-up で活動量が大きくなるのに対し，腹斜筋群（外腹斜筋，内腹斜筋）は下肢固定がない sit-up で活動量が大きかった（図 31b ～ d）．以上から，sit-up において，phase や下肢固定の有無によって賦活化される筋が異なることが明らかにされた．

4 active SLR

　active SLR は股関節屈曲運動を伴うため，大腰筋を含む股関節屈筋群のエクササイズとして用いられている．さらに近年，active SLR は腰椎骨盤の安定性を評価する手法としても用いられている（active SLR テスト）[42]．われわれは大腰筋にワイヤ電極を刺入し，active SLR 時の

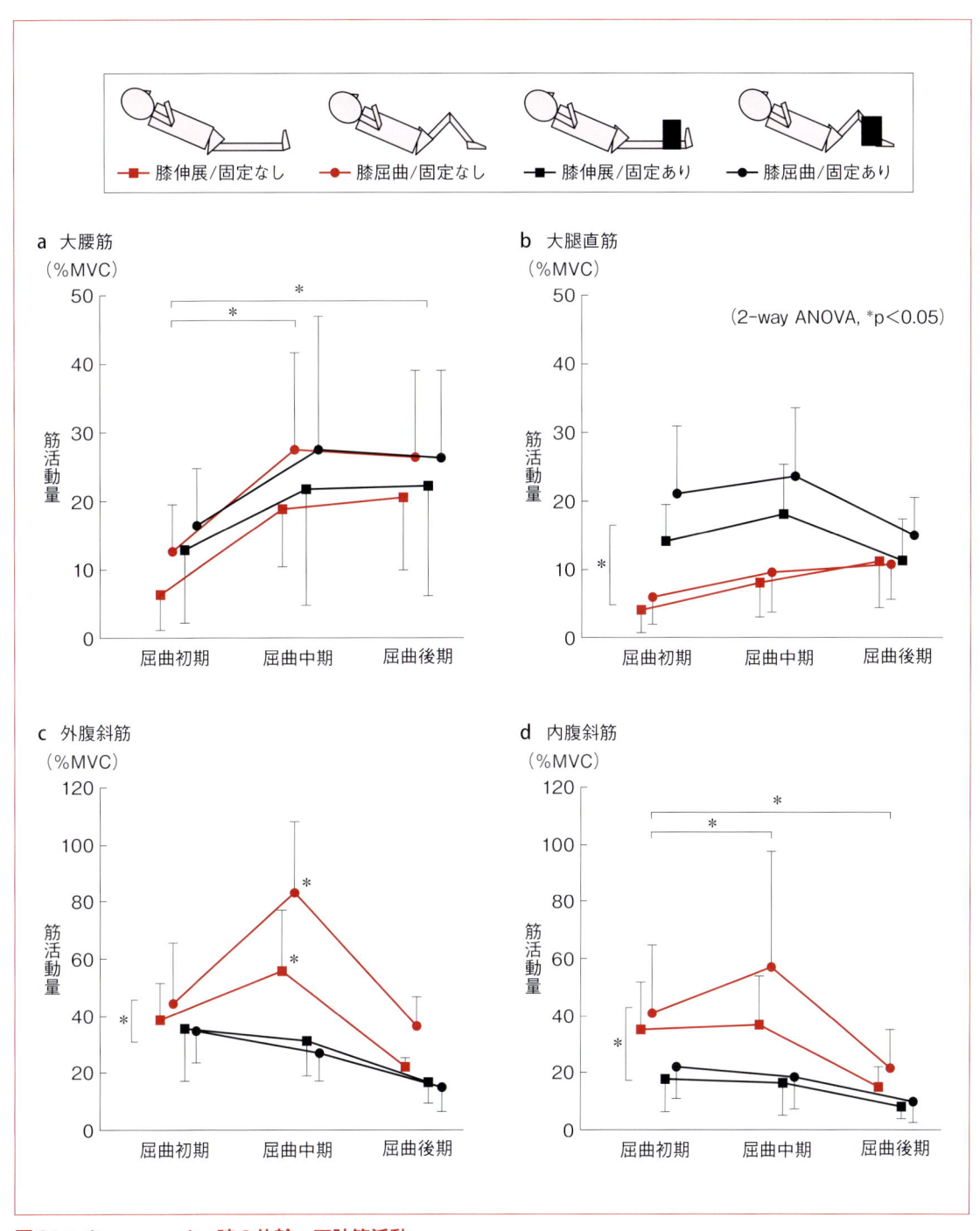

図31 ● sit-up exercise 時の体幹・下肢筋活動

4種類のsit-up（膝伸展／固定なし，膝屈曲／固定なし，膝伸展／固定あり，膝屈曲／固定あり）の大腰筋，大腿直筋，外腹斜筋，内腹斜筋の活動量を比較した結果を示す（腹直筋の筋活動はIV章図2を参照）．

a：いずれの試技においても，初期より中期および後期が有意に大きい値を示した．
b：固定ありの試技が固定なしより有意に活動量が大きかった．また，固定なしの試技では初期から後期にかけて活動量が増加した．
c：固定なしの試技が固定ありより有意に活動量が大きかった．また，固定なしの試技では中期の活動量が特異的に大きいのに対し，固定ありの試技では初期から後期にかけて活動量が減少した．
d：外腹斜筋と同様に，固定なしの試技が固定ありより有意に活動量が大きかった．phase間の比較では，いずれの試技においても初期および中期が後期よりも活動量が大きかった．

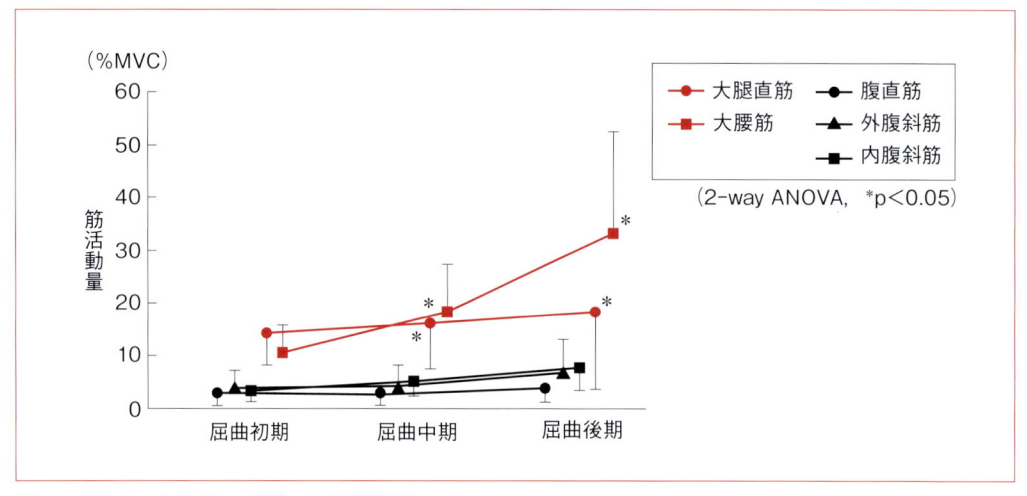

図 32 ● active SLR 時の体幹・下肢筋活動

active SLR を行った際の挙上側と同側の体幹・下肢筋活動量を示す．大腰筋は屈曲初期から後期にかけて漸増的に活動量が大きくなり，大腿直筋は初期から後期にかけてゆるやかに活動量が増加する．

体幹・股関節屈筋群の筋活動様式を計測した．その結果，大腰筋は股関節屈曲後期において 33.0 ± 19.6％MVC と最も活動量が大きく，股関節屈曲角度が大きくなるにつれて徐々にその活動量が増加した（図 32）．先行研究[49,50]においても，大腰筋は股関節屈曲角度が大きい肢位で賦活化されることが報告されており，大腰筋エクササイズは股関節深屈曲位にて実施することが有効であることが示唆された．一方，屈曲初期では大腿直筋の活動量が大腰筋よりも大きいため（大腿直筋：14.1 ± 5.9％MVC，大腰筋：10.3 ± 5.5％MVC），active SLR において屈曲初期では大腿直筋優位，屈曲後期では大腰筋優位のストラテジーにて股関節屈曲運動を行っていることが示唆される．

文　献

1) Bergmark A：Stability of the lumbar spine. A study in mechanical engineering. Acta Orthop Scand 230：1-54, 1989
2) 小形洋悦：筋肉痛に対するマニュアルセラピー：深部筋群治療の理論と実際．理学療法 18：485-492, 2001
3) Stanton T, et al：The effect of abdominal stabilization contractions on posteroanterior spinal stiffness. Spine 33：694-701, 2008
4) Thomas WM：アナトミー・トレイン：徒手運動療法のための筋筋膜経線，松下松雄訳，医学書院，東京，167-176, 2009
5) Brown SH, et al：Transmission of muscularly generated force and stiffness between layers of the rat abdominal wall. Spine 34：E70-E75, 2009
6) Grenier SG, et al：Quantification of lumbar stability by using 2 different abdominal activation strategies. Arch Phys Med Rehabil 88：54-62, 2007
7) Hodges P, et al：Intervertebral stiffness of the spine is increased by evoked contraction of transversus abdominis and the diaphragm: in vivo porcine studies. Spine 28：2594-2601, 2003
8) Barker PJ, et al：Effects of tensioning the lumbar fasciae on segmental stiffness during flexion and extension: Young Investigator Award winner. Spine 31：397-405, 2006
9) Richardson CA, et al：The relation between the transversus abdominis muscles, sacroiliac joint mechanics, and low back pain. Spine 27：399-405, 2002
10) Urquhart DM, et al：Differential activity of regions of transversus abdominis during trunk rotation. Eur Spine J 14：393-400, 2005
11) Wilke HJ, et al：Stability increase of the lumbar spine with different muscle groups. A biomechanical in vitro study. Spine 20：192-198, 1995
12) Takaki S, et al：Analysis of the muscle activity during anterior and posterior pelvic tilting, The International Society for the Study of the Lumbar Spine, 2010
13) Park RJ, et al：Changes in regional activity of the psoas major and quadratus lumborum with voluntary trunk and hip tasks and different spinal curvatures in sitting. J Orthop Sports Phys Ther 43：74-82, 2013
14) Goel VK, et al：A combined finite element and optimization investigation of lumbar spine mechanics with and without muscles. Spine 18：1531-1541, 1993
15) Park RJ, et al：Differential activity of regions of the psoas

major and qudratus lumborum during submaximal isometric trunk efforts. J Orthop Res 30：311-318, 2012
16) Santaguida PL, et al：The psoas major muscle: a three-dimensional geometric study. J Biomech 28：339-345, 1995
17) Bogduk N, et al：Anatomy and biomechanics of the psoas major. Clin Biomech 7：109-119, 1992
18) 金子文成ほか：急速な運動の動作分析を目的としたワイヤ電極による筋電図記録方法の改良. 理学療法学 30：280-287, 2003
19) Ng JK, et al：Muscle fibre orientation of abdominal muscles and suggested surface EMG electrode positions. Electromyogr Clin Neurophysiol 38：51-58, 1998
20) Marshall P, et al：The validity and reliability of surface EMG to assess the neuromuscular response of the abdominal muscles to rapid limb movement. J Electromyogr Kinesiol 13：477-489, 2003
21) Okubo Y, et al：Comparison of the activities of the deep trunk muscles measured using intramuscular and surface electromyography. J Mech Med Biol 10：611-620, 2010
22) Arokoski JP, et al：Back and hip extensor muscle function during therapeutic exercises. Arch Phys Med Rehabil 80：842-850, 1999
23) McGill S, et al：Appropriately placed surface EMG electrodes reflect deep muscle activity（psoas,quadratus lumborum, abdominal wall in the lumbar spine）in the lumbar spine. J Biomech 29：1503-1507, 1996
24) Cynn HS, et al：Effects of lumbar stabilization using a pressure biofeedback unit on muscle activity and lateral pelvic tilt during hip abduction in sidelying. Arch Phys Med Rehabil 87：1454-1458, 2006
25) Jiroumaru T, et al：Establishment of a recording method for surface electromyography in the iliopsoas muscle. J Electromyogr Kinesiol 24：445-451, 2014
26) McMeeken JM, et al：The relationship between EMG and change in thickness of transversus abdominis, Clin Biomech (Bristol, Avon) 19：337-342, 2004
27) Hodges PW, et al：Measurement of muscle contraction with ultrasound imaging. Muscle Nerve 27：682-692, 2003
28) Vasseljen O, et al：Onset in abdominal muscles recorded simultaneously by ultrasound imaging and intramuscular electromyography. J Electromyogr Kinesiol 19：e21-e31, 2009
29) Hides JA, et al：Assessment of abdominal muscle function during a simulated unilateral weight-bearing task using ultrasound imaging. J Orthop Sports Phys Ther 37：467-471, 2007
30) Kiesel KB, et al：Measurement of lumbar multifidus muscle contraction with rehabilitative ultrasound imaging. Man Ther 12：161-166, 2007
31) McGill S, et al：Quantitative intramuscular myoelectric activity of quadratus lumborum during a wide variety of tasks. Clin Biomech（Bristol, Avon）11：170-172, 1996
32) 三橋彩乃ほか：有効な腰方形筋エクササイズの検討, 第50回日本理学療法学術大会, 2015
33) Yanagisawa O, et al：Noninvasive evaluation of trunk muscle recruitment after trunk exercises using diffusion-weighted MR imaging. Magn Reson Med Sci 14：173-181, 2015
34) Hodges PW, et al：Feedforward contraction of transversus abdominis is not influenced by the direction of arm movement. Exp Brain Res 114：362-370, 1997
35) Hodges PW, et al：Contraction of the abdominal muscles associated with movement of the lower limb. Phys Ther 77：132-142, 1997
36) Okubo Y, et al：Abdominal muscle activity during a standing long jump. J Orthop Sports Phys Ther 43：577-582, 2013
37) Saunders SW, et al：Postural and respiratory activation of the trunk muscles changes with mode and speed of locomotion. Gait Posture 20：280-290, 2004
38) 阿久澤 弘：大腰筋の機能：Rachel Park 先生の研究より. Sportsmedicine 27：2-5, 2015
39) Urquhart DM, et al：Abdominal muscle recruitment during a range of voluntary exercises. Man Ther 10：144-153, 2005
40) Tsao H, et al：Immediate changes in feedforward postural adjustments following voluntary motor training. Exp Brain Res 181：537-546, 2007
41) Tsao H, et al：Persistence of improvements in postural strategies following motor control training in people with recurrent low back pain. J Electromyogr Kinesiol 18：559-567, 2008
42) Liebenson C, et al：The active straight leg raise test and lumbar spine stability. PM R 1：530-535, 2009
43) 大久保 雄：腰痛における core exercise の実際. 臨スポーツ医 30：721-726, 2013
44) Okubo Y, et al：Electromyographic analysis of transversus abdominis and lumbar multifidus using wire electrodes during lumbar stabilization exercises. J Orthop Sports Phys Ther 40：743-750, 2010
45) 大久保 雄ほか：腰椎 Stabilization Exercise 時の四肢挙上による体幹筋活動変化. 日臨スポーツ医会誌 19：94-101, 2011
46) Ekstrom RA, et al：Electromyographic analysis of core trunk, hip, and thigh muscles during 9 rehabilitation exercises. J Orthop Sports Phys Ther 37：754-762, 2007
47) Andersson EA, et al：Relative EMG levels in training exercises for abdominal and hip flexor muscles. Scand J Rehabil Med 30：175-183, 1998
48) Jull GA, et al：rehabilitation of active stabilization of the lumbar spine. Physical Therapy of the Low Back, 2nd ed, Churchill Livingstone, Edinburgh, 251-273, 1994
49) Yoshio M, et al：The function of the psoas major muscle: passive kinetics and morphological studies using donated cadavers. J Orthop Sci 7：199-207, 2002
50) Juker D, et al：Quantitative intramuscular myoelectric activity of lumbar portions of psoas and the abdominal wall during a wide variety of tasks. Med Sci Sports Exerc 30：301-310, 1998

V

腰痛に対する徒手療法の応用と機能的障害に特異的な運動療法とは？

成田崇矢

1 腰痛に対する徒手療法と運動療法

　腰痛を訴えて医療機関を受診するとき，多くの人は整形外科ではなく，いわゆる代替医療と呼ばれる各種施設においてさまざまな名称をもつ徒手療法，按摩・マッサージ，鍼灸などの加療を受ける．機能的な腰部障害であればこれらの対処方法によって腰痛が軽減することが多いが，その作用機序は明らかにされていないものが多く，どのような病態に対してこれらの対処方法が有効であるかという"適応"が明らかにされていないことから，標準的な治療方法となっていない．そのため腰痛者は自分の腰痛に合った対処方法を求めてさまざまな治療施設を巡ることになり，それが腰痛者個人の不利益だけではなく，医療費の高騰にもつながっている．このような混乱を減らすためにも，腰痛治療者は代替医療についての理解を深め，腰痛者に適切な方向性を示すことが求められる．ここではさまざまな代替医療のなかで腰痛治療に高いエビデンスを示している徒手療法について，その歴史と，考えられている効果発現機序を紹介する．

　関節挙動には回転と並進の2つの要素があり，その比率によって挙動の質が規定される．もし並進運動の少ない回転運動主体となる異常挙動を呈すると関節包や関節介在組織に負荷がかかり違和感，疼痛や可動域制限を生じると考えられる．徒手療法はこのような異常挙動を徒手的介入によって改善させることから効果を発現すると考える．もしこのような関節の異常挙動が腰痛の病態であるならば，徒手的介入によって除痛効果が期待できる．そのためわれわれは，徒手的介入の効果の有無を用いてその腰痛の病態を推察する方法を考案し，検証を行っている．しかし徒手的介入による効果の多くは短期的なもので，正常挙動を持続させるためには関節周囲筋の柔軟性や滑走性，適切な筋力のみならず適切な筋収縮の順序が求められるため，その機能獲得のためには適切な運動療法が求められる．

　この章では，徒手療法の歴史とその治療体系について解説し，その方法を用いた腰痛の病態分類と，その病態に最も即した運動療法について紹介する．

2 各種徒手療法の原理とその効果発現機序

1 徒手療法の歴史と各種徒手療法の体系

　紀元前に記された『ヒポクラテス全集』には，脊椎後弯の治療のために重力を用いた牽引と徒手療法について解説されている[1〜3]（図1）．また同時に"この治療（徒手療法）の後は，運動（運動療法）が続いているべきである"と記し，徒手療法の一時的な効果を持続させるためには運動療法が必要であることが示唆されている．

　20世紀には徒手療法が科学的に発展し体系化され[1,2]，ノルウェー人のKaltenbornは筋骨格系の機能異常に対して関節運動の原理[4]やオステオパシー，カイロプラクティックの技術を用いて，関節への牽引，圧縮，グライド，軸回旋などによるモビライゼーションの体系を確

図1 ● ヒポクラテスによる後弯矯正のためのストレッチテクニック

左側の人が患者を背中に担ぎ，宙づりになった患者の腰部に牽引力がかかった状態で，右側の人が患者の脊椎に徒手的な介入を行っている．
（Professor Freddy Kaltenborn's Blog より）

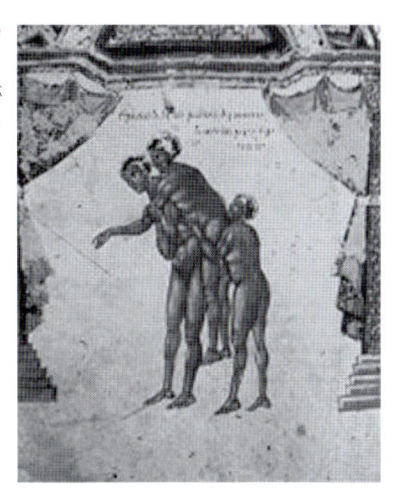

立し，その後ストレッチ，筋力強化，協調性トレーニングの考えも取り入れた Nordic system として体系立てた[1,2]．またオーストラリア人の Maitland は関節の可動性低下や疼痛の治療として，穏やかな振動を段階的に加える Australian approach を体系立てた[1,2,5〜10]．しかし徒手治療の用語がほかの医療従事者に受け入れられなかったことから広く普及しなかったため，Maitland は医療従事者間で共通言語をもつことの重要性をあげており，そのことは現在も続く課題である．

Column
腰痛の原因のひとつに仙腸関節障害がある．多くの整形外科医は，ほとんど可動性のない仙腸関節が病態になることは少ないと考えているため，代替医療者が仙腸関節障害の説明によく使う"骨盤がずれている"という言葉に過敏に反応する．"仙腸関節不安定性が腰痛の病態になる"という共通言語が普及することで互いの理解が深まると考える．

その後，ニュージーランドの McKenzie は，腰痛は線維輪に対する髄核の相対的な位置異常によって生じ，姿勢，脊柱変形や職業的習慣などで腰椎前弯が減少することに起因するとし，患者自らが運動を行うことを指導した[1〜3]．同じニュージーランドの Mulligan は関節の機能異常に対して，他動的な介入に加えて，患者自身の自動運動を併用したモビライゼーション方法を紹介した[2,6,11]．同時期に Paris は脊柱機能異常の主たる原因は椎間関節の機能異常であると主張した[1,2]．このように徒手療法は関節へのアプローチから発展したが，1980 年以降はオーストラリアの Elvery や Buttler[12] らが神経の障害に対する評価とそのモビライゼーションについて体系づけ，現在では筋・結合組織系，感覚器，リンパ系，内臓器系とさまざまな組織に対する手技も体系化されてきている[7]．

2 徒手療法の腰痛治療に対するエビデンス

徒手療法は，6 カ月未満の腰痛に対しては短期的には有効であるが長期成績には有効性を認めず，慢性腰痛に対しては長期にも有効性を示したことが 39 件の論文をもとにしたシステマ

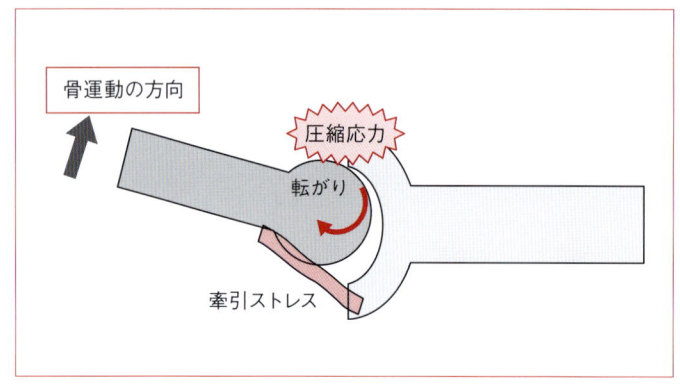

図2 ● すべり運動が制限された関節の動き
転がり運動主体の運動が起こり，骨の運動方向には圧縮応力，反対側には牽引ストレスが加わることが多い．

ティックレビューで報告されている[13]．しかし同様のシステマティックレビューにより，3カ月未満の腰痛に対しては短期成績に有効性を認めたが，慢性腰痛に対してはほかの一般的な治療と比較して差を認めなかったと報告され[14]，さらに12論文と9件のRCT研究をもとに行ったメタ解析でも，慢性腰痛に対してはプラセボや薬物療法と比較して徒手療法は効果がないとしている[15]．これらの報告から，徒手療法は急性・亜急性の腰痛に対しての短期成績は良好であるが，慢性腰痛に対しては効果が認められず，徒手療法によって得られる関節運動機能の改善によって短期的な腰痛軽減効果は得られるものの，長期的な効果は継続されないことが示された．このことは，何らかの運動療法によって関節機能の改善を継続させることの重要を示唆するものであり，ヒポクラテスの言葉を証明しているといえる．

3 関節に対する徒手療法の原理と効果発現機序

　関節への徒手介入は，関節包内の並進（すべり），回転，軸回旋の各挙動を評価し，何らかの挙動制限に対し他動的にモビライゼーションを行う．正常な関節運動では，すべり，回転，軸回旋の各運動が適切なバランスを保って同時に起こるが，関節に低可動性がある場合の多くは，すべり運動が制限され，回転運動主体の挙動となり，開大側の関節包にはより多くの伸張ストレスが生じ，反対側には圧迫ストレスが生じて，関節包由来の疼痛の原因になっている（図2）．徒手療法はこのような異常挙動を改善するため，すべり運動が制限された関節に対して，関節に徒手的に牽引やすべりの力を加え，すべり運動の再獲得を促し，正常な関節挙動を導くことを目的としている．

　またMulliganは[6,7,11,16〜19]，椎間関節の異常挙動による腰痛に対して，患者自身の腰椎の自動運動に徒手的介入を行い正常な椎間関節挙動に導く，sustained natural apophyseal glides（SNAGS）法やmobilization with movements（MWM）法などの関節への持続的なグライドを併用したモビライゼーション手技を発展させた．その治療原理は，障害された関節は並進要素の少ない回転要素が多い挙動となっているため，その回旋中心（運動軸）が正常と異なる位置に偏位しており，徒手的に関節に並進運動を加え運動軸の位置を変化させることによって，関節包にかかる負荷を減らし，疼痛と可動性を改善させることである（図3）．さらに，この正常な運動軸を維持した関節運動機能を獲得するためには，患者の能動的な運動が必須となることから，その後の運動療法が重要となってくる．

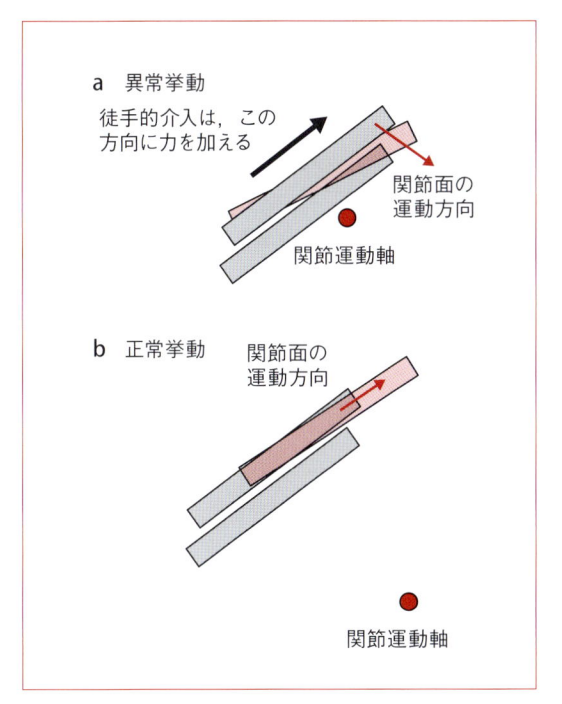

図3 ● 関節の異常挙動と徒手介入による正常化
a：並進運動が少ない回旋運動主体の異常関節挙動を示す．この際関節の回旋中心位置は関節近傍にある．徒手的介入によって黒矢印方向に力を加え（グライド），関節の並進運動を誘導する．
b：徒手介入によって並進運動と回転運動のバランスのとれた，関節運動軸の位置が正常化した挙動となる．

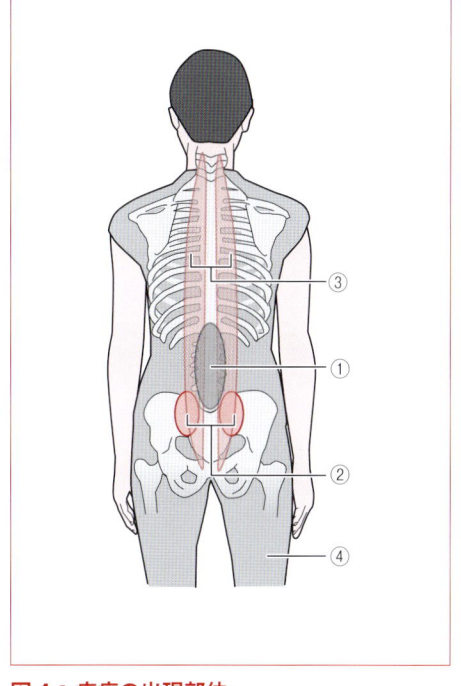

図4 ● 疼痛の出現部位
疼痛の出現部位から疼痛の原因組織を推測する．①椎間板障害，椎間関節障害，②仙腸関節障害，③筋筋膜性腰痛，④神経系障害の可能性が高い．

3 腰痛の機能的評価方法（徒手療法を応用した疼痛除去テストの紹介）

Ⅱ章で述べたように機能的腰部障害は画像所見という物的証拠に乏しく，問診，疼痛誘発動作の観察，脊柱所見などの理学的所見から得られる状況証拠をできるだけ多く集めて病態を推定する必要がある．ここでは，腰痛者を診る際の理学的所見の収集について解説するとともに，徒手的介入による疼痛軽減の即時的効果を用いた"疼痛除去テスト"について紹介し，さらにはこれらの評価に基づいた最適な運動療法について詳述する．

1 問診と疼痛部位評価

問診によって，①病歴（いつから疼痛があるのか？　その変化は？），②症状の詳細な部位（脊椎，筋，筋膜，仙腸関節，殿部，下肢，図4），③症状の変化（疼痛誘発動作や軽減動作を詳細に聴取し，疼痛にかかわるメカニカルストレスを推定する），④障害程度（活動制限の程度）を明らかにする．

椎間板障害では，咳・くしゃみ・いきみで腰痛が誘発され，座位保持がつらく立位で軽減し，屈曲負荷[20]や軸回旋[21]によって増悪し，早朝に悪化して[22]ベッドからの起き上がりが

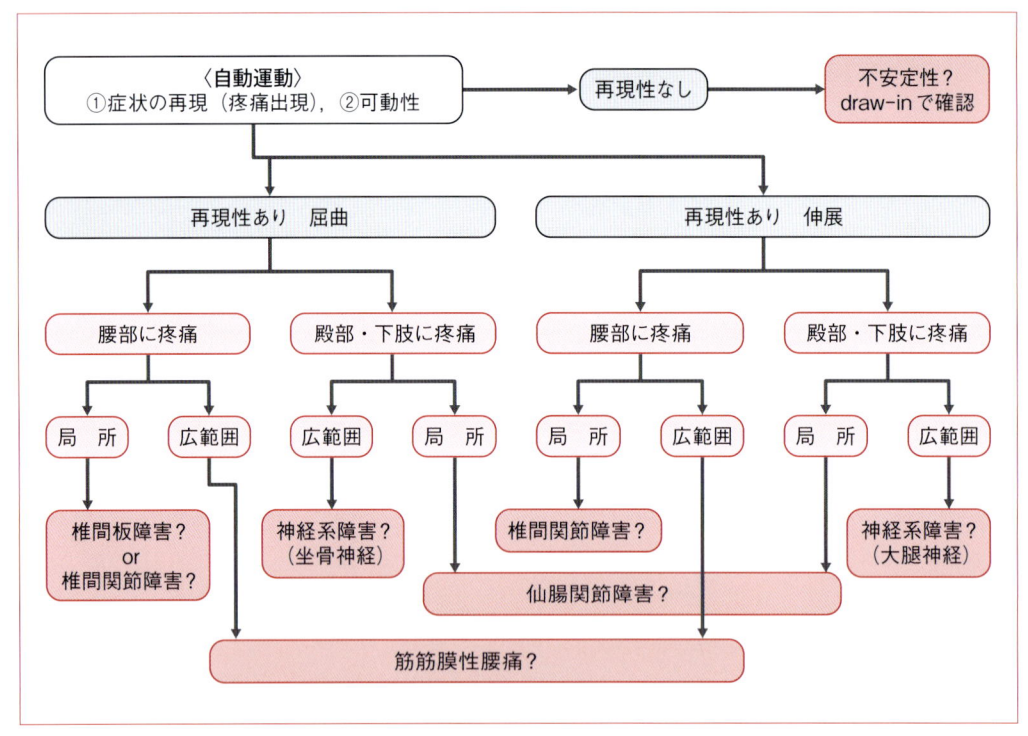

図5 ● 自動運動時の疼痛の再現性による評価

自動運動により，疼痛の出現，可動性を確認する．症状が出現した場合は，その再現性を確認する．再現を認めない場合，不安定性が関与している可能性が高く，draw-inをさせながら自動運動を再度行わせその変化をみる．再現された場合，症状の部位，腰椎にかかるメカニカルストレスから病態を判断する．

困難という訴えが多い．

　椎間関節障害や腰椎椎弓疲労骨折では，立位や柔らかいベッドでの背臥位で腰椎前弯が増すときに腰痛が増強し，伸展や回旋動作，側屈，屈曲位から起き上がりなどで疼痛が誘発される[23]．

　仙腸関節障害では，仙腸関節（図4）付近に疼痛を訴え[24]，階段昇降動作，片脚立位の軸足，前後開脚動作，座位により疼痛が誘発され，女性の場合は月経周期に関連して疼痛が出現することがある．

　筋筋膜性腰痛や付着部障害では，筋収縮時や伸張時，長時間の同一姿勢で疼痛が出現し，また疼痛部位が広範囲であることが多い（図4）．筋筋膜性腰痛と推測した場合，筋・筋膜に問題がある1次性の障害のみならず，ほかの部位の病態の代償として疼痛を生じた二次性障害も考慮する．

　神経系障害を有する場合には，下肢のしびれや異常感覚などを訴える．この場合，末梢神経の神経伝導機能が障害された脱神経障害（denervation）と器質的な圧迫・絞扼や炎症による癒着などで神経の可動性が低下した滑走性障害を疑う．

2　自動運動による評価

　自動運動（腰椎の屈曲，伸展，側屈，回旋）時の症状（疼痛）の誘発，可動性，運動の質を評価する（図5）．症状が出現した場合，同じ動作を再度行い，症状の再現，主訴と一致した

症状かを確認する．もし自動運動を繰り返すことで症状が軽減するときは，筋・筋膜が疼痛に関与する可能性がある．さまざまな方向で疼痛出現や消失を繰り返す場合は腰椎不安定性が起因することが多く，その際にはdraw-inで腹横筋を収縮させながら自動運動を行うことで症状の改善の有無を確認する．症状が改善されれば不安定性の関与があるため，運動療法として体幹深部筋トレーニングを取り入れる．このように問診で得た情報に，自動運動時の疼痛誘発状況を加えて病態を推察する．自動運動時の症状（疼痛）が，徒手介入効果の根拠となるので必ずこの評価を行う．

> **Column** 自動運動評価において，前屈制限を認める場合にはさまざまな要因が考えられる．たとえば前屈の最終域で膝関節を屈曲させることで腰部の屈曲角度（骨盤前傾）が増せばハムストリングのタイトネスが制限因子である可能性が高く，足関節背屈と頚部屈曲により前屈制限が強くなるなら坐骨神経の緊張が関与している可能性がある．

3 徒手的介入方法―疼痛除去テスト―

徒手療法には前述のように関節挙動の質を改善することによる除痛効果があるが，そのほかにも障害関節の制動操作，筋や筋膜の伸張性や弛緩性を目的としたマッサージ操作，脊椎椎間孔の拡大による神経根の除圧操作，末梢神経の絞扼性障害に対する神経の滑走性改善操作などが行われている．これらの操作は誰もが行えるものではなく，汎用性があるわけではないが，介入によって少しでも症状が変化すれば当該操作による変化が障害の病態に関与していることが疑われる．われわれは，この徒手療法の即時的除痛効果は病態の診断的治療に用いられるブロック注射と同様の診断的価値があると考え，病態を理解するための治療的診断方法として疼痛除去テストを提唱している．

1）椎間制動操作（SNAGS変法）

問診と自動運動評価にて椎間板障害や椎間関節性障害を疑った場合に試行する．棘突起に手根部を当てて椎間関節の関節面の方向に挙上することによって推定障害分節を制動し，伸展時の椎間関節への負荷や屈曲時の椎間板への負荷を軽減させる（図6）．本操作によって自動運動時の疼痛が軽減すれば当該椎間の障害が病態であることが推定される．

2）仙腸関節制動操作（MWM変法）

仙腸関節の運動軸が正常と異なる位置に偏位することで，仙腸関節関節包に刺激が加わり疼痛が生じると推察される．仙骨が前傾偏位することによって疼痛が誘発されるものをニューテーション型（図7a），仙骨が後傾偏位することで疼痛誘発するものをカウンターニューテーション型（図7b），前傾と後傾のいずれにおいても疼痛が誘発される不安定型を加えて仙腸関節障害は3つのタイプに分類し，各々に適した運動療法を提示する必要がある．

（1）仙腸関節制動操作の方法（図8，9）

①ニューテーション型（仙骨前傾）：上方から小指・母指の外側端を両側仙腸関節に当て，仙骨を押し下げるように力を加え，反対側の手で障害側の寛骨を前方回旋するように力を加え

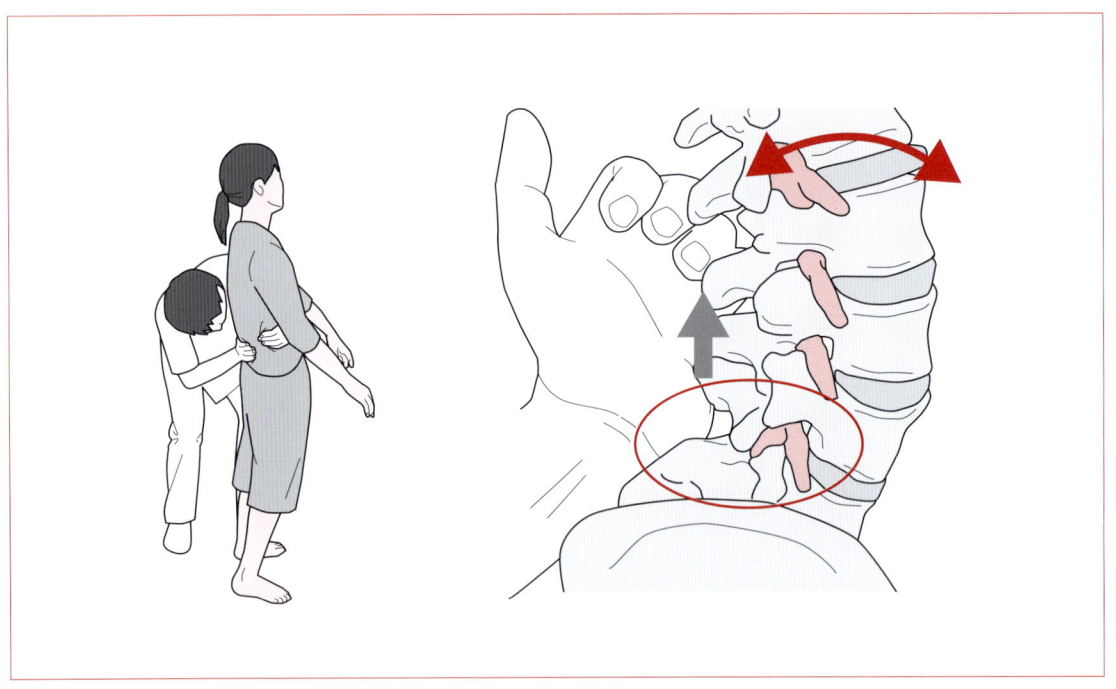

図6 ● Mulligan コンセプトの SNAGS 変法による椎間制動操作
治療者の左手で体幹を固定して，右手で L4 棘突起を上方に挙上し，患者に先に自動運動テスト時に腰痛が誘発された動作を行わせ腰痛の改善を評価する．疼痛が改善した場合には L4/5 椎間に障害があると推察する．

る．あらかじめ疼痛が誘発された自動運動を行わせ，疼痛の変化を確認する．この操作で軽減を認めた場合にはニューテーション型と判断する（図 8a）．
②カウンターニューテーション型（仙骨後傾）：下方から小指・母指の外側端を両側仙腸関節に当て，仙骨を押し上げるように力を加え，反対側の手で障害側の寛骨が後方回旋するように力を加える．あらかじめ疼痛が誘発された自動運動を行わせ，疼痛の軽減を認めた場合にはカウンターニューテーション型と判断する（図 8b）．
③不安定型：左右の寛骨を両側方から圧迫し骨盤輪に安定性を与え，あらかじめ疼痛が誘発された自動運動を行わせ，疼痛の軽減を認めた場合には不安定型と判断する（図 8c）．

Column 仙腸関節障害に下肢痛やしびれなどの神経症状を合併する者も多く経験する．このような際に前述の仙腸関節制動操作を行うことにより，下肢症状が即時的に軽減，消失することがある．その機序は明らかではないが，この場合には下肢症状も仙腸関節障害に関与していることが疑われる．

3）筋筋膜マッサージ操作

筋筋膜性の腰部障害を疑った場合に，推定障害筋にマッサージ操作を試行し，あらかじめ疼痛が誘発された自動動作を行わせ，疼痛が軽減していれば筋性の腰痛であったと推定する．マッサージ操作は，筋の起始部と停止部をできるだけ近づけて筋緊張を減らした肢位で行うと効果が高い．

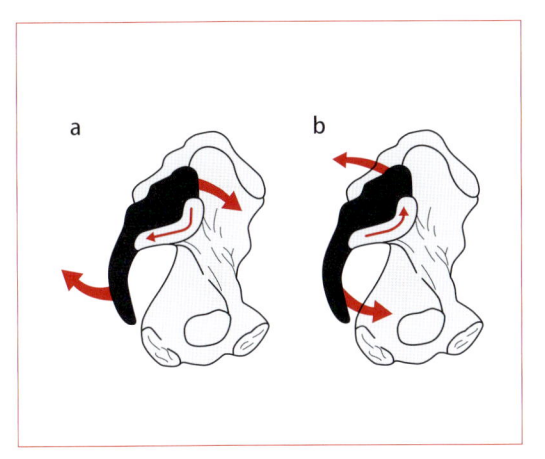

図7● 仙腸関節の偏位の違いによる分類
腸骨と仙骨の相対的位置関係により，仙骨が前傾して疼痛が誘発されるものをニューテーション型（a），仙骨が後傾して疼痛が誘発されるものをカウンターニューテーション型（b）と分類する．

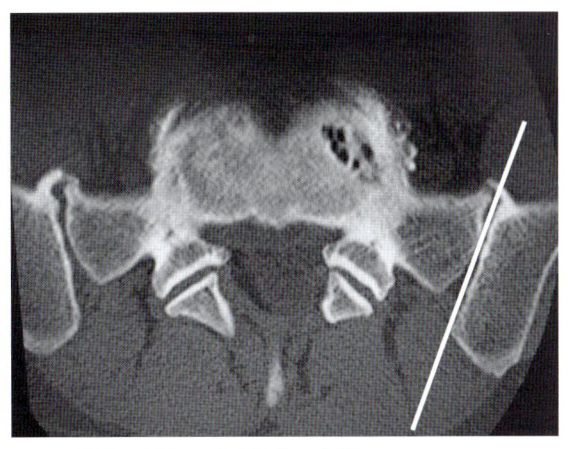

図9● 腸骨に対して力を加える方向
仙腸関節の関節面の方向（白線）には個人差があるため，寛骨に回転力を加える方向は，患者によって変化させる．関節面の方向のイメージをもちながら患者の疼痛の変化を確認し，最も軽減する方向に力を加える．

a　ニューテーション型　　b　カウンターニューテーション型　　c　不安定型

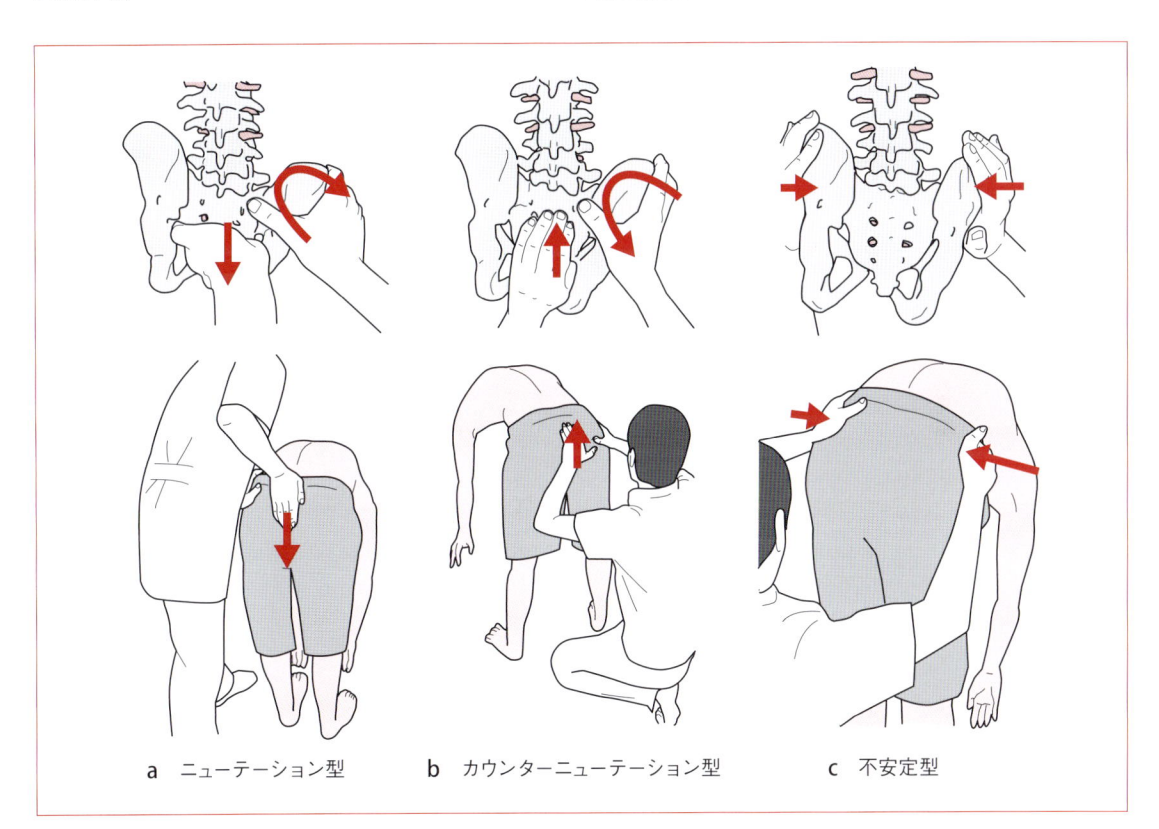

図8● 仙腸関節制動操作

4）神経系障害

　　下肢痛や麻痺症状を呈する場合には神経の圧迫性病変を疑い，整形外科的精査を行う必要があるが，なかには明らかな圧迫性病変を認めないにもかかわらず神経症状を呈する患者も存在する．このような機能的神経障害にも徒手的病態評価方法が有用な場合がある．
　　変形性脊椎症や椎間板ヘルニアなどによって椎間孔が狭小していることによる神経障害を疑

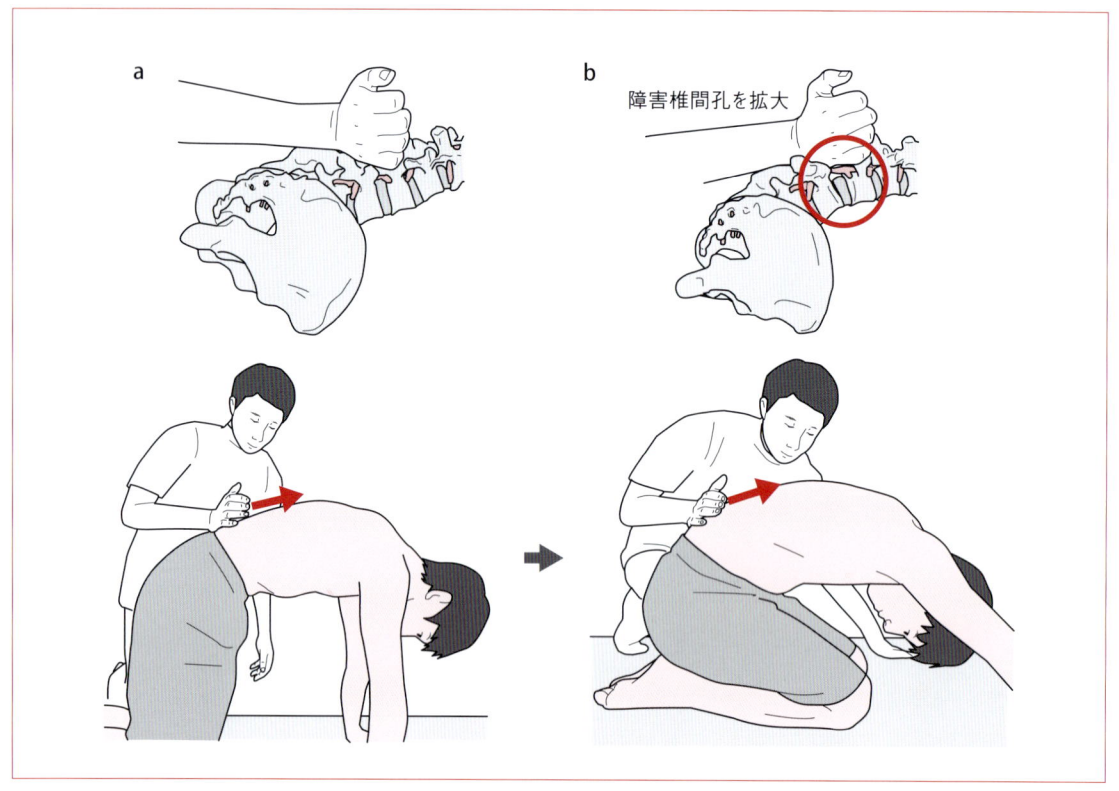

図10 ● 椎間孔拡大操作

aのような四つ這いの姿位をとらせ，治療者の手根部を患者の障害推定椎間の棘突起に押し当て，椎間関節の関節面の方向を意識しながら，上位椎体を上方に挙上させ障害推定椎間を広げる．bのように患者はその力に拮抗し，四つ這い位から正座位へと移動し，椎間孔を拡大させる．図では，L3棘突起を押さえているため，L3/4の椎間孔が広がる．

う場合には，椎間孔拡大操作（Mulliganコンセプトの変法，図10）を行う．

4 機能的評価方法に基づいた運動療法

　前述の評価方法によって障害部位やその病態を推定し，それぞれの病態に最も適した運動療法を選択する．運動療法には，障害部位に直接的に効果を及ぼす運動と，障害部位へのストレスを助長している機能障害を改善し，間接的に障害部位へのストレスを軽減させる運動がある．またすべての運動療法は，行った直後に効果判定を行い，症状が軽減する場合にはその運動を自宅でホームエクササイズとして継続するように指示する．もし運動が正しく行われているにもかかわらず，症状が悪化するのであればその方法は中止させる．
　以下に，各機能的腰部障害に対する運動療法を提示する[25,26]．

1 椎間関節障害に対する運動療法

　障害椎間への伸展負荷を軽減させるために，腰椎前弯減少，骨盤後傾，隣接関節可動性獲得を目指す（図11）．

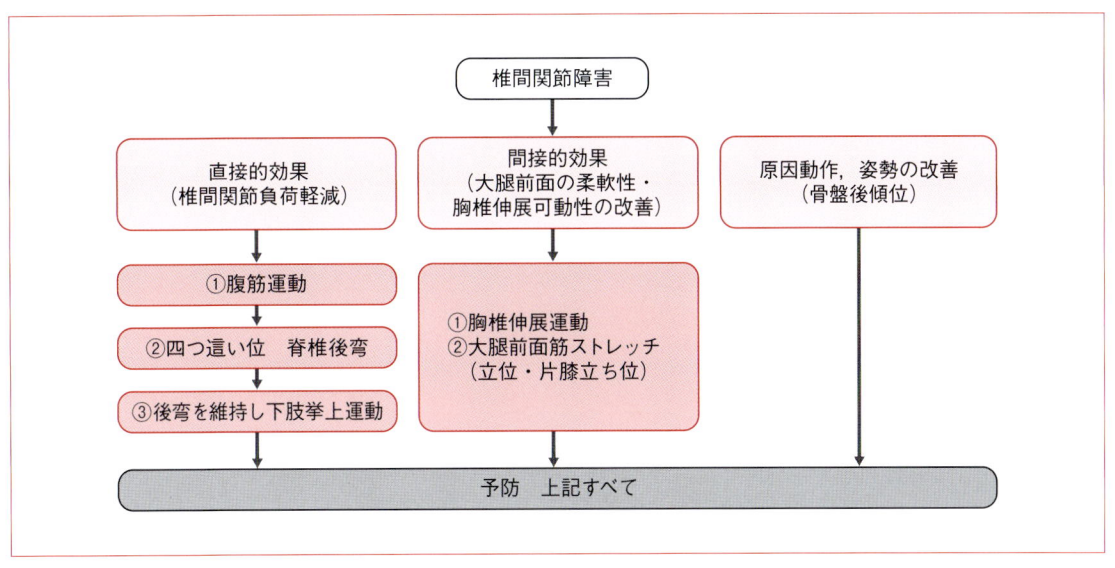

図11 ● 椎間関節障害に対する運動療法

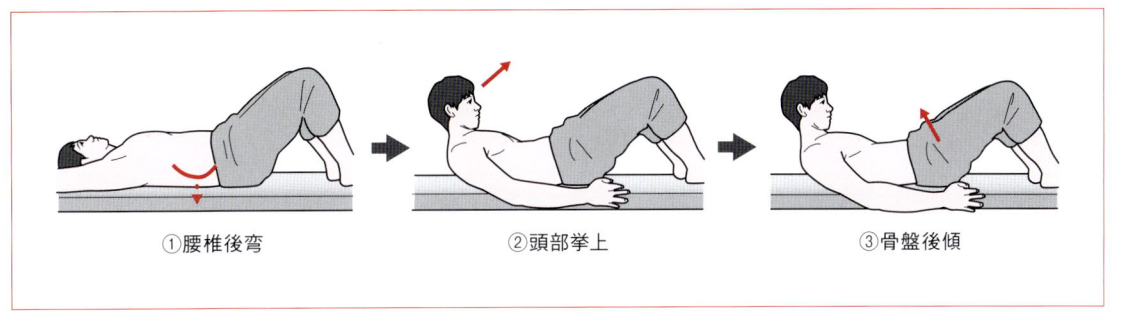

図12 ● 腹筋運動
背臥位で膝を立てた状態から，①腰椎後弯，②頭部挙上，③骨盤後傾を行っていく．段階的に行うことで，腰椎の後弯が強調され，腹筋群の活動も高まる．最終域での保持は患者のレベルにより5～10秒ほど行う．

1）腰椎後弯・骨盤後傾位を維持するための腹筋運動

椎間関節障害を有する者は，随意的に腰椎後弯・骨盤後傾を行えない者が多く，腹筋運動などによってこれを改善する必要がある（図12）．

2）四つ這いでの脊椎後弯

腹筋運動にて腰椎後弯が随意的に行えるようになった後に，難易度が高い四つ這いでの脊椎後弯運動を行う（図13）．

3）腰椎後弯を維持しながらの下肢挙上運動

背臥位で，下肢（股関節）を動かす際にも，体幹を安定させ腰椎後弯を維持できることが重要である（図14）．

4）障害部位への負荷を軽減させるための運動療法

伸展動作時に，大腿前面筋の柔軟性，胸椎の伸展可動性が低い者は，腰部のみで伸展するヒンジ動作になりやすい（図15b，Ⅱ章図7参照）．この場合，ヒンジ部の椎間関節への伸展負荷は強く，関節挙動も回転運動中心の異常挙動となる．このため，大腿前面の柔軟性，胸椎の伸展可動性，脊椎の伸展方法（上位からの下位への順）の獲得が重要となる．

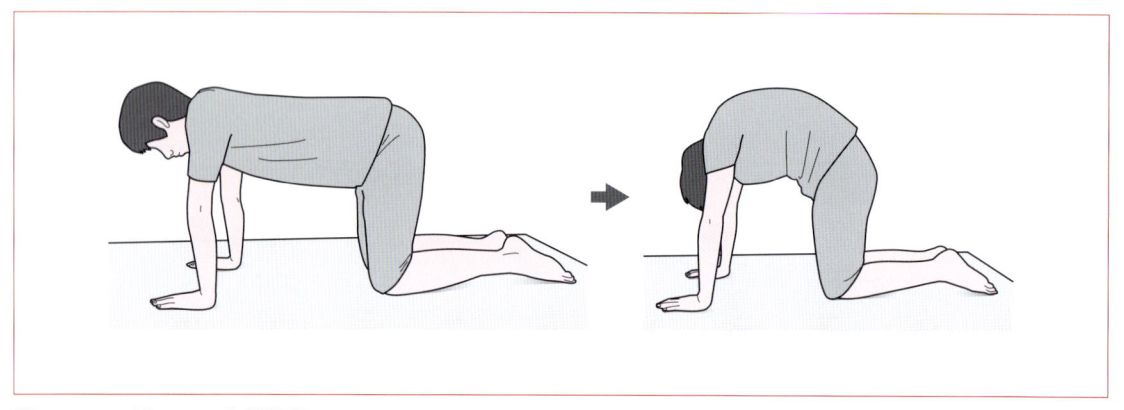

図 13 ● 四つ這いでの脊椎後弯
背臥位で腰椎の後弯ができるようになったら，次に四つ這いでの腰椎後弯運動も加える．さまざまな肢位で脊椎の弯曲（伸展位から）を自動的に変化させられることが重要である．

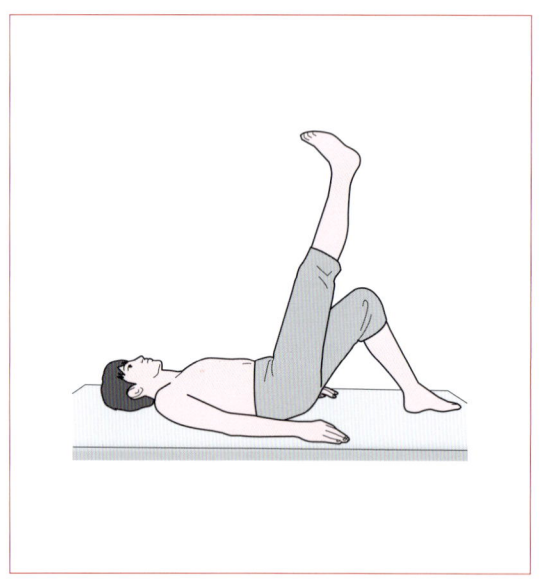

図 14 ● 腰椎後弯を維持しながらの下肢挙上運動
体幹を安定させ腰椎の後弯を維持しながら下肢の運動をコントロールできることが重要となる．下肢挙上局面よりも，下降局面のほうが難易度が高い．

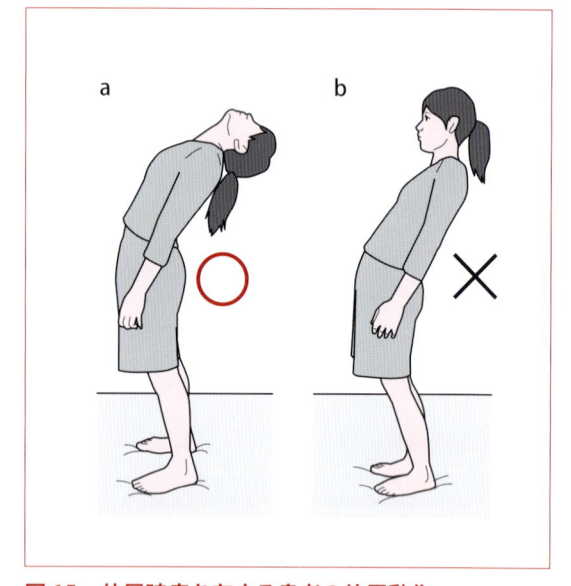

図 15 ● 伸展時痛を有する患者の伸展動作
a は胸椎の伸展動作を意識しながら行った．この際には腰痛は誘発されなかったが，b のように無意識に伸展動作を行った際には腰部に伸展挙動が集中し，腰痛が誘発された．

　　正しい身体の伸展動作を獲得するための運動療法を，以下に紹介する．
（1）胸椎伸展運動（図 16）
　　胸椎の可動性の向上と動作方法（上位から下位の順）の学習を目的に，腹臥位で腰椎を伸展させずに胸椎部のみの伸展運動を行う．各椎間が分節的に動くことを意識しながら，上位胸椎から順番に伸展させていくようにする．
（2）大腿前面筋のストレッチ（立位）（図 17）
　　骨盤後傾位を維持するために，主に大腿四頭筋や大腿筋膜張筋の柔軟性向上を目的に行う．この際，骨盤が前傾し腰椎前弯が強くなると腰痛が誘発されるので，draw-in して骨盤を後傾させながら行うとよい．

図 16 ● 胸椎伸展運動
分節的に動くことを意識し，上位胸椎から順番に伸展するようにする．

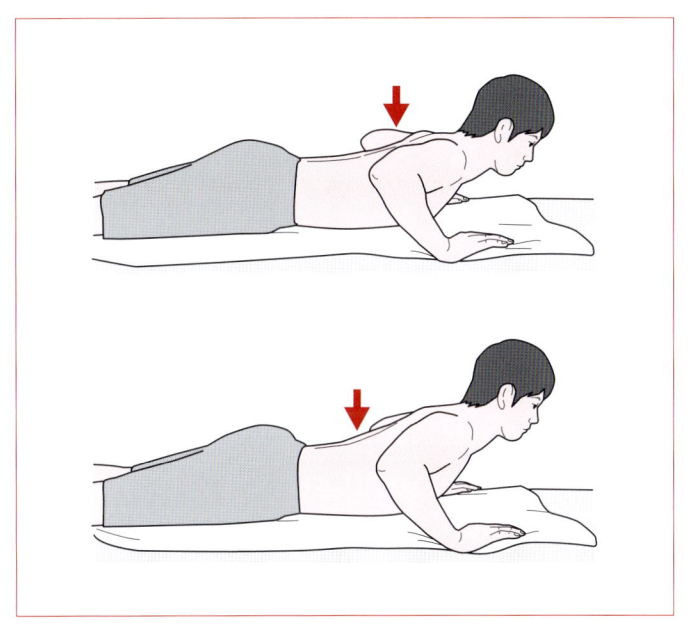

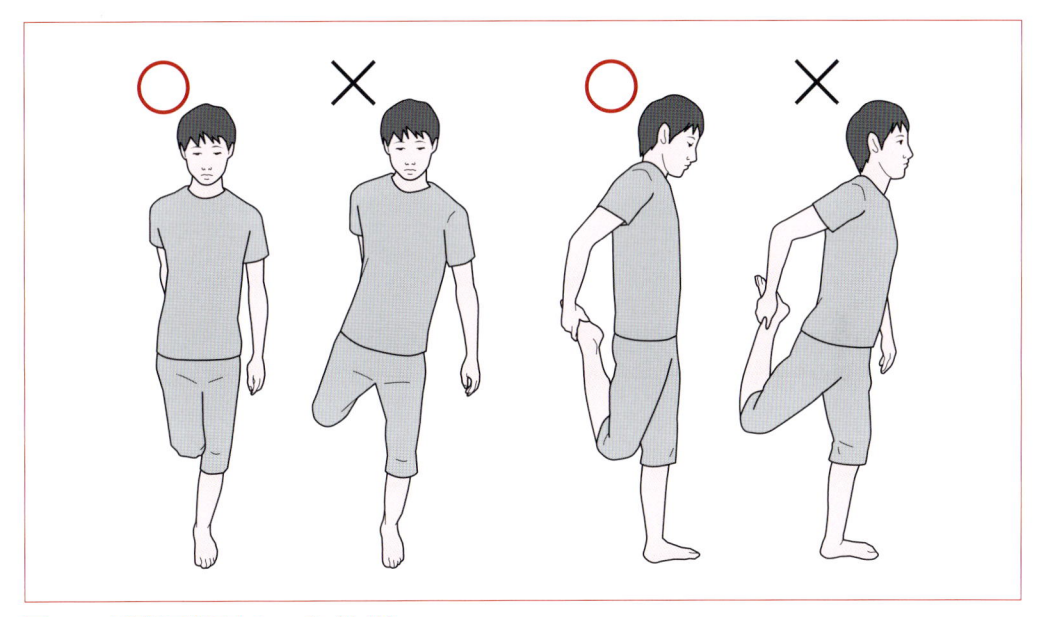

図 17 ● 大腿前面筋ストレッチ（立位）
○のように軸足に膝をつけて行うと大腿前面外側もストレッチされる．×のように骨盤が前傾しないようにdraw-inしながら行う．

（3）腸腰筋ストレッチ（片膝立ち位）（図18）

片膝立ち位では，腸腰筋の柔軟性向上を目的に行う．この際，骨盤前傾が強くなり，腰椎前弯が強くなると椎間関節への負荷が強くなるので，draw-inしながら行う．

5）原因動作，姿勢の改善

骨盤前傾位，腰椎伸展位（図19×）で，脊柱起立筋を過剰に緊張させた動作や姿勢を保持していると椎間関節障害の発生や再発につながる．疼痛が誘発される動作や姿勢を確認して必要に応じて改善する．

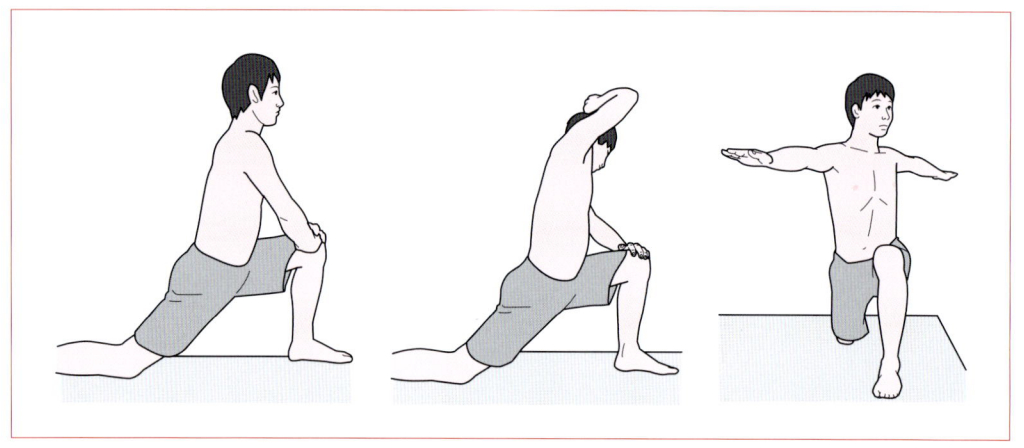

図 18 ● 腸腰筋ストレッチ（片膝立ち位）
体幹の可動性向上を目的に，体幹の側屈や回旋を組み合わせることもある．

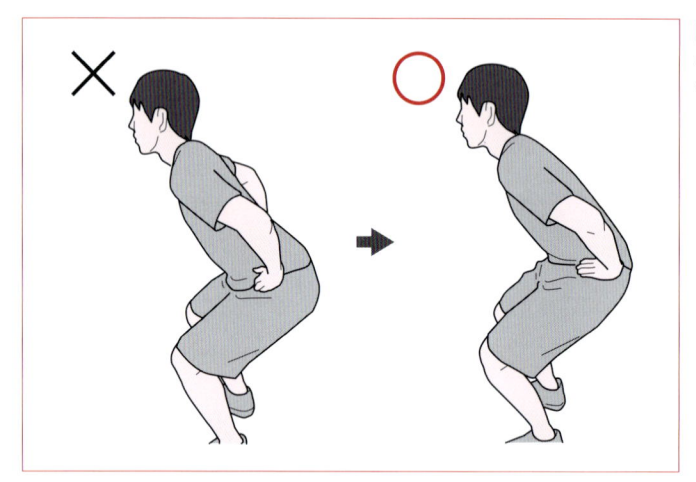

図 19 ● 椎間関節障害の動作改善
骨盤前傾，腰椎前弯位では椎間関節への負荷が増すためこれを修正する．

2　椎間板障害に対する運動療法

　機能的評価によって椎間板障害を疑う場合には，椎間板への負荷を減弱させるための運動療法を指導する（図 20）．

1）椎間板内圧減弱を目的とした運動療法
（1）脊椎の分節的伸展運動（図 21）

　椎間板内圧を減弱させるため，椎間関節を支点とし椎体間を開大するように脊柱を伸展させる．多裂筋の賦活化による脊椎の機能改善も考慮し，脊椎の各分節的な運動を強調しながら，上位胸椎から順番に分節的伸展動作を行わせ，徐々に下位脊椎に伸展動作を行っていく．このような分節的な伸展運動による多裂筋の活動が，日常生活における腰椎前弯位保持につながる．

（2）多裂筋を中心とした体幹深部筋トレーニング（hand-knee での上・下肢挙上）

　前述されているように（Ⅳ章 図 27 参照），多裂筋の活動が確認されている hand-knee での

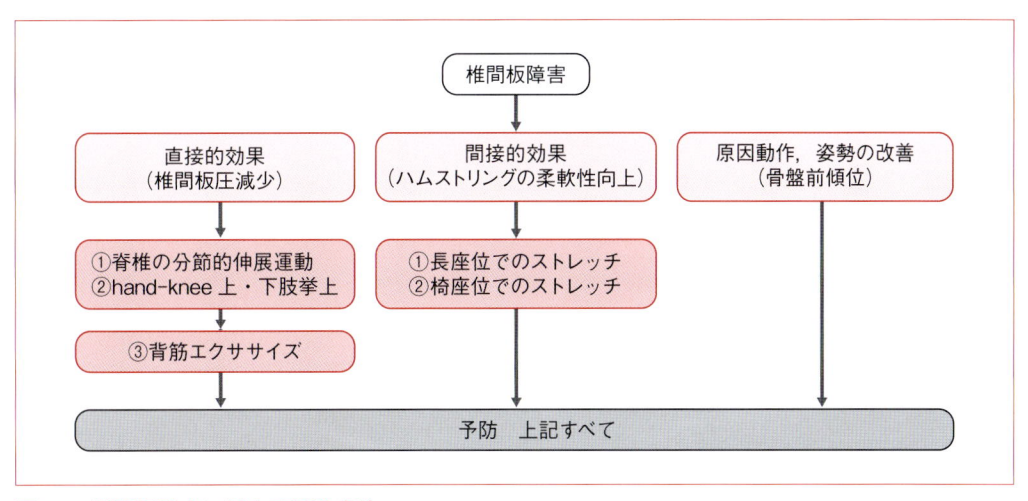

図20 ● 椎間板障害に対する運動療法

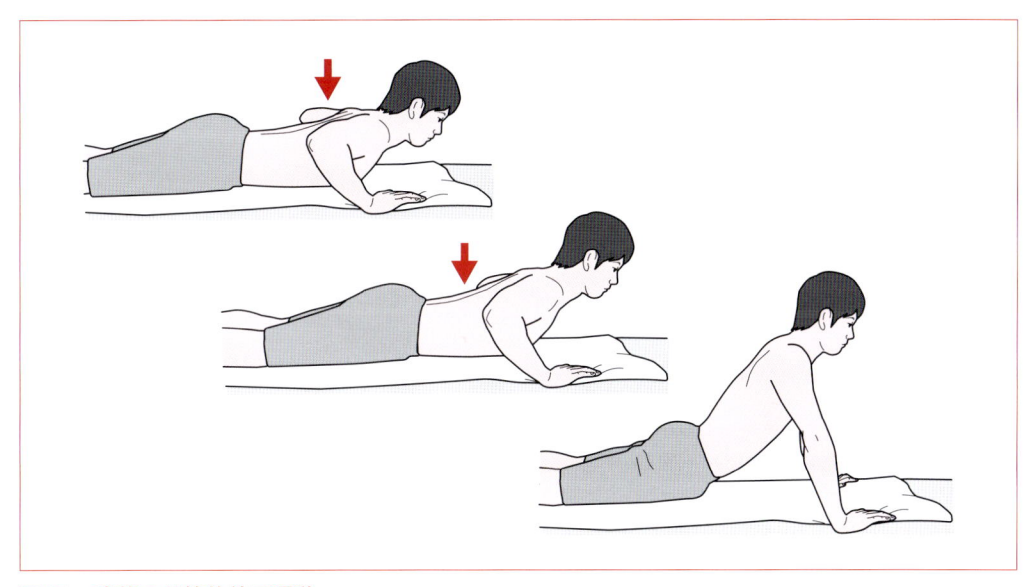

図21 ● 脊椎の分節的伸展運動

上・下肢挙上やback bridge を行い，多裂筋の筋活動を中心とした体幹深部筋トレーニングを行う．

また図22のように，腰椎を軽度伸展位に保ちながら脊柱起立筋を発揮することで，椎間板圧の減少が期待できるため，疼痛が軽減してきた時期や再発の予防対策として有効である．

2）椎間板への負荷を減少させるための運動療法

ハムストリングの伸張性が低下すると，前屈動作を行う際に骨盤が十分に前傾しないため，腰椎の屈曲角度が大きくなり（図23 ×，Ⅱ章図2 参照），椎間板内圧が上昇する．このため椎間板負荷を減らすためにはハムストリングの柔軟性が必要となる．

ハムストリングのストレッチにはさまざまな方法があるが，以下に代表的な方法を紹介する．

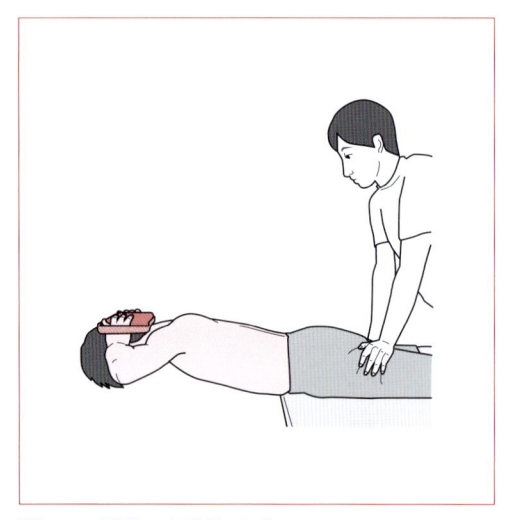

図22●背筋エクササイズ
重りを持って，30秒ほど保持する．

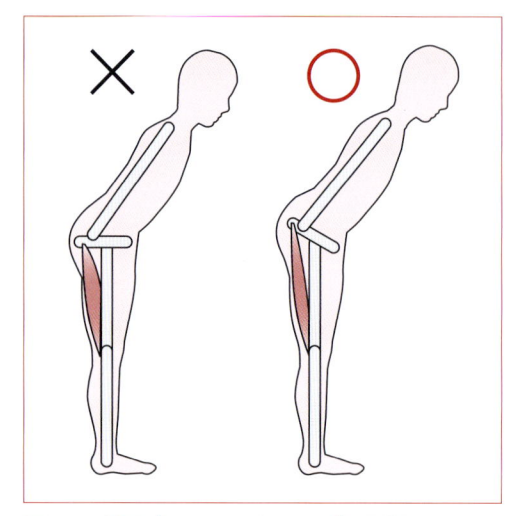

図23●前屈時のハムストリングの影響

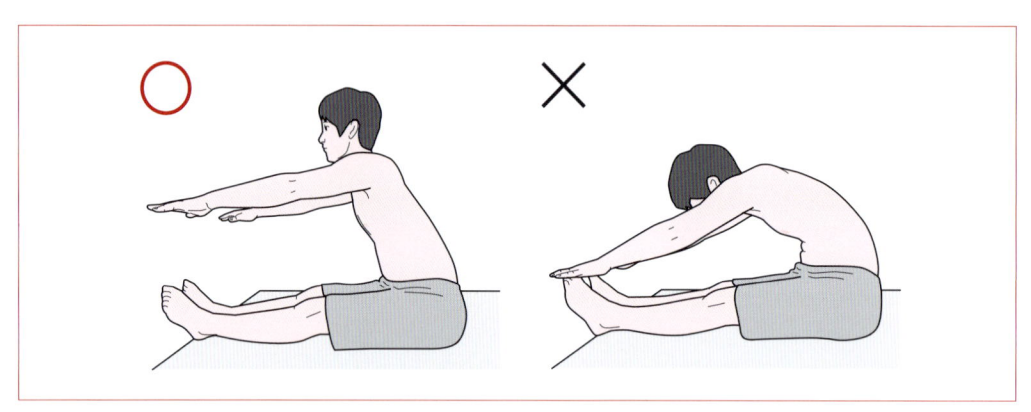

図24●骨盤前傾位でのハムストリングのストレッチ（長座位）

（1）骨盤前傾位でのハムストリングのストレッチ（長座位）（図24）
　図24○のように，長座位で骨盤を前傾して脊柱を伸展位に保ちながら前屈動作を行わせる．図24×のように骨盤を後傾させると腰椎が屈曲し，椎間板内圧が高まるため不適切である．

（2）骨盤前傾位でのハムストリングのストレッチ（椅座位）（図25）
　座位で骨盤を前傾させて，腰部を伸展位に保ちながら膝を伸ばさせる．大腿四頭筋の自動運動により行われる active stretch であるため，相反神経抑制によってハムストリングが弛緩し伸張しやすくなる．

3）原因動作，姿勢の改善

　骨盤後傾位で腰椎の前弯が少ないと椎間板への負荷は増し，このような姿位での繰り返しの前屈動作が椎間板内圧を高めプロテオグリカン産生を妨げたり，線維輪の損傷につながる．このため，疼痛が誘発される動作や姿勢を確認し改善する必要がある．
　たとえば，スポーツ中の構えやジャンプの着地動作などで，図26×のような骨盤後傾位でのスクワット姿位になっていないかを確認し，図26○のような骨盤前傾で腰椎の前弯がつくように指導する．

図25 ● 骨盤前傾位でのハムストリングのストレッチ（椅座位）

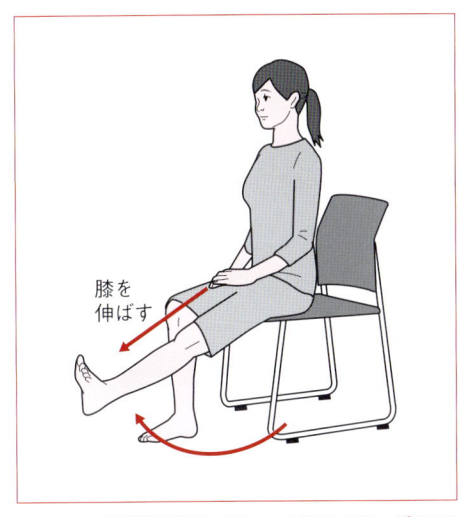

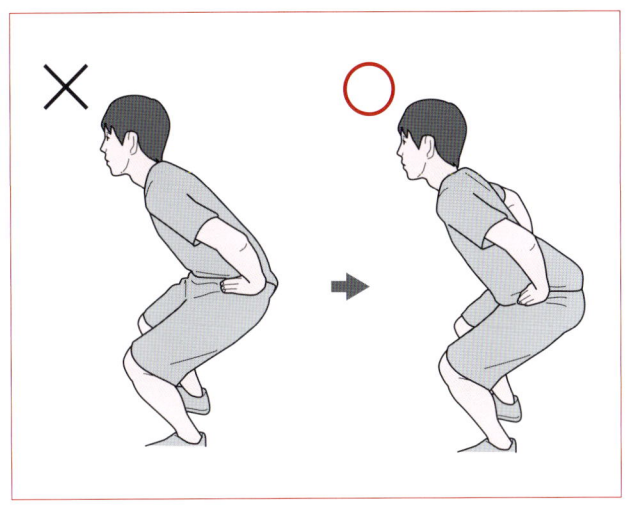

図26 ● 椎間板障害の動作改善

3 仙腸関節障害に対する運動療法

　仙腸関節障害には，前述のようにニューテーション型，カウンターニューテーション型，不安定型の3タイプがあり，ニューテーション型，カウンターニューテーション型は仙腸関節の位置が適正でないことから疼痛が生じている関節位置異常が病態と捉えられ，不安定型は関節の安定性低下が主病態と考えられる．このため，各病態に即した運動療法を提示する必要がある．関節位置異常による疼痛が生じている患者に対しては，以下に紹介する関節の位置を整える運動療法を行わせる．疼痛が軽減した後には，仙腸関節の安定性を高めるための体幹深部筋や大殿筋のトレーニングや仙腸関節への負荷を減らすための股関節機能の改善を中心とした運動療法を行わせる（図27）．

1）ニューテーション型の関節位置異常に対して行う体操
（1）腸骨前方回旋誘導体操
　前屈動作で疼痛が誘発されることの多いニューテーション型では，仙骨に対し腸骨が後方回旋する位置異常を呈している．このため患側の腸骨に片手で前方回旋するように力を加えながら，自動運動で疼痛が誘発される動作を6回程度繰り返す．図28では前屈動作と伸展動作を行わせているが，側屈や回旋動作で疼痛が誘発されるようならその動作を繰り返させる．このような操作によって，腸骨を前方回旋の位置に誘導する．

2）カウンターニューテーション型の関節位置異常に対して行う体操
（1）腸骨後方回旋誘導体操
　カウンターニューテーション型では，仙骨に対し腸骨が前方回旋しているため，片手で患側の腸骨に後方回旋するように力を加え，疼痛が誘発される動作を6回程度繰り返す（図29）．

3）仙腸関節安定化体操
　仙腸関節の安定化には，腹横筋と大殿筋の活動が重要とされている．大殿筋は仙腸関節を跨ぐように走行するため仙腸関節の剛性に影響を及ぼし[27]，仙腸関節を支持する仙結節靱帯に

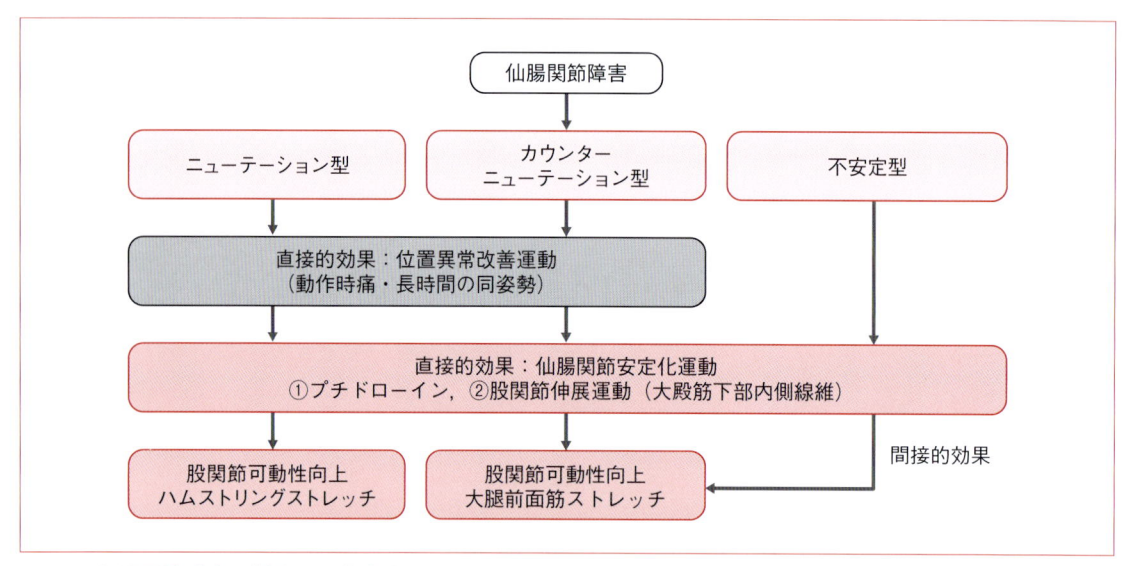

図27 ● 仙腸関節障害に対する運動療法

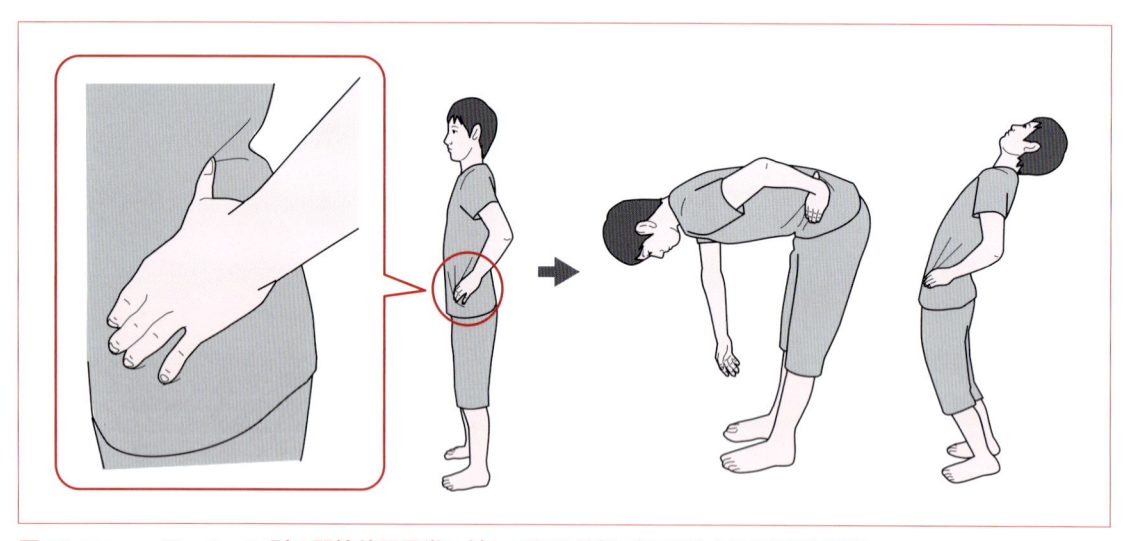

図28 ● ニューテーション型の関節位置異常に対して行う体操（腸骨前方回旋誘導体操）

も付着するため，その収縮により仙結節靱帯の緊張が高まることによっても仙腸関節の安定化に寄与する．また仙腸関節障害を呈する者は，自動で股関節伸展動作を行う際に，ハムストリングの活動タイミングが早く，大殿筋の活動タイミングが遅くなることが報告されている[28]．このことから股関節伸展動作時にはまず大殿筋を収縮させ，仙腸関節の安定性を得てからハムストリングの収縮が起こるような筋収縮様式を身につけることも，運動療法の目的となる．

(1) プチドローイン（腹横筋単独収縮体操）

腹横筋は腸骨前方に付着しているため，その収縮によって仙腸関節を安定させる作用があるとされている．しかし超音波画像で観察すると，腹部を引き込むdraw-in動作を行う際には腹横筋の活動のみならず，内腹斜筋や外腹斜筋の活動も同時にあるいは腹横筋よりも早く認めることがある．腹斜筋群は腸骨稜の前上方に付着していることから，収縮により寛骨を回旋させるトルクが発生し，仙腸関節の不安定化につながることが危惧される．このためdraw-

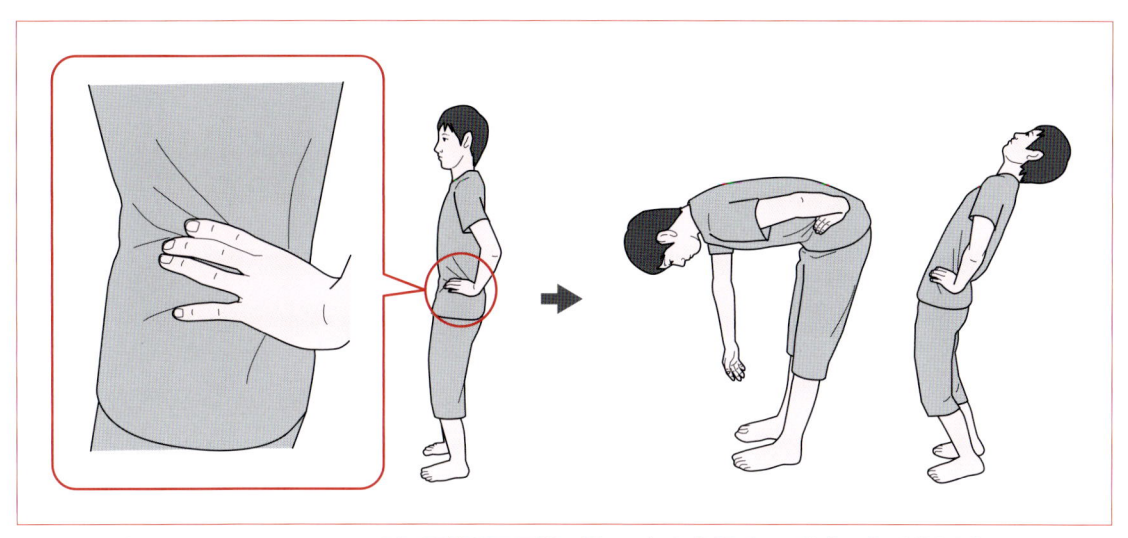

図29● カウンターニューテーション型の関節位置異常に対して行う体操（腸骨後方回旋誘導体操）

in トレーニングを行わせる際には，腹横筋が単独収縮する程度の draw-in が重要である．そのため軽い力で draw-in をさせる"プチドローイン"を指導し，腹斜筋の活動が少ない状態を普段から意識しておくように指導する．また何らかの疼痛誘発動作がある場合には，プチドローインを行いながら動作を行うことを指導する．

(2) 股関節伸展運動（大殿筋下部内側線維の収縮）（図30）

腹臥位にて股関節を自動伸展させるときには，大腿筋膜張筋や中殿筋の活動が優位となると，図30 ×のように股関節外転位での伸展挙動となる．図30 ○のように股関節中間位で伸展する際には大殿筋下部内側線維の収縮が生じていると判断されるため，このような肢位での伸展運動を繰り返し行わせ，正しい股関節伸展運動を体得させる．指導の際には，まず大殿筋を収縮させた後に，両膝の位置を近づけさせながら股関節内転筋を収縮させ，その後に股関節伸展の順で行うと下部内側線維の収縮が意識しやすい．その後に，back bridge やスクワットなどの運動時にも同部位の収縮ができるように負荷を上げていく．

4）仙腸関節へのストレスを軽減させることを目的とした運動療法

股関節のニュートラルゾーンを越える動きが起こると，仙腸関節への回旋ストレスが発生する．また，下肢の運動の際に股関節と骨盤の挙動が分離して行えない場合には，股関節の運動に伴い仙腸関節への負荷が発生する．そこで，仙腸関節への負荷を減らすためには，股関節の十分な可動性と独立した運動が重要となる．つまり運動時には脊柱骨盤が安定し股関節の可動性が高い状態を維持することが求められる．

特にニューテーション型に対してはハムストリングの，カウンターニューテーション型に対しては大腿前面筋の伸張性を高めることが重要となるため，これらのストレッチ（図24, 25）を指導する．

4 筋筋膜性腰痛に対する運動療法

筋筋膜性腰痛に対しては，背筋群の柔軟性向上のためのストレッチを行う．図31のように

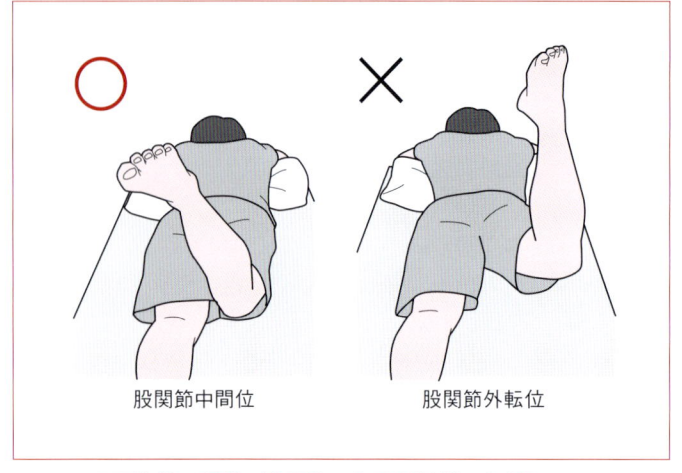

図 30 ● 股関節伸展運動（大殿筋下部内側線維の収縮）

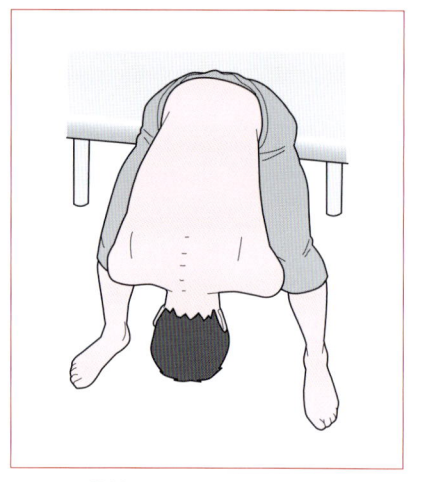

図 31 ● 背筋群のストレッチ

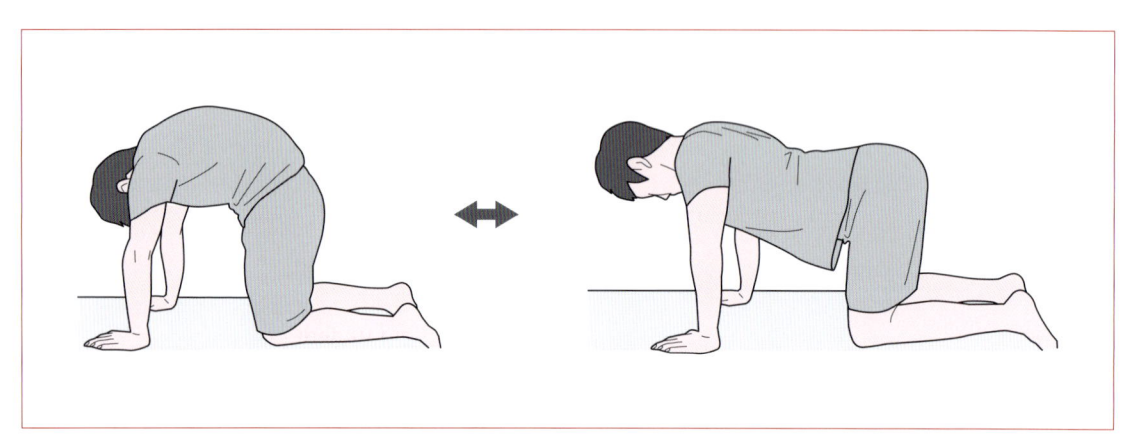

図 32 ● cat and dog

浅く椅子に座り，広げた両足の間に体を倒し，背筋群が伸張されているのを感じながら10秒程度保持する．

1）腰背筋への負荷を減少させる方策

　脊柱を同じ姿勢で保持し，動作を行う際の特定の筋への負荷を減ずるためには，さまざまな姿位を随意的にとれる必要がある．このため cat and dog（図32）と呼ばれる運動を指導し，骨盤の前後傾運動や脊椎の分離した弯曲動作を促し，可動性と随意性を向上させる．動作時に背筋群を過緊張させて動作を行うような際には，その動作の改善（モーターコントロールの向上）を指導することも必要である．この際，四つ這いだけでなく，椅座位や立位でも同様の動きを指導する．

文　献

1) Pettman E：A history of manipulative therapy. J Man Manip Ther 15：165-174, 2007
2) 藤縄　理：徒手的理学療法，三輪書店，東京，2-6, 2009
3) Searle IE：The history and present circumstances of manual therapy in the world. 理学療法学 21：65-68, 1994
4) MacConaill MA：The movements of bones and joints：the mechanical structure of articulating cartilage. J Bone Joint Surg 33：251-257, 1951
5) Maitland G, et al：メイトランド脊椎マニュピレーション，原著第7版，エルゼビア・ジャパン，東京，2008
6) Heiser R, et al：The use of joint mobilization to improve clinical outcomes in hand therapy：a systematic review of

the literature. J Hand Ther 26 : 297-311, 2013
7) 竹井 仁ほか編：系統別・治療手技の展開, 改訂第3版, 協同医書出版社, 東京, 2014
8) Powers CM, et al : Effects of a single session of posterior-to-anterior spinal mobilization and press-up exercise on pain response and lumbar spine extension in people with nonspecific low back pain. Phys Ther 88 : 485-493, 2008
9) Chiradejnant A, et al : Efficacy of "therapist-selected" versus "randomly selected" mobilisation techniques for the treatment of low back pain: a randomised controlled trial. Aust J Physiother 49 : 233-241, 2003
10) Seema S : Effect of grade II and grade III mobilization by maitland technique in low back pain. Indian J Physiother Occup Ther 6 : 91-95, 2012
11) Vicenzino B, et al : Mobilisation with Movement, Churchill Livingstone, Edinburgh, 2-8, 2011
12) Butler DS：バトラー・神経系モビライゼーション, 伊藤直榮監訳, 協同医書出版社, 東京, 2000
13) Assendelft WJ, et al : Spinal manipulative therapy for low back pain. Ameta-analysis of effectiveness relative to other therapies. Ann Intern Med 138 : 871-881, 2003
14) Bronfort G, et al : Efficacy of spinal manipulation and mobilization for low back pain and neck pain: a systematic review and best evidence synthesis. Spine J 4 : 335-356, 2004
15) Ferreira ML, et al : Does spinal manipulative therapy help people with chronic low back pain? Aust J Physiother 48 : 277-284, 2002
16) Mulligan BR：マリガンのマニュアルセラピー, 第4版, 細田多穂ほか監訳, 協同医書出版社, 東京, 2002
17) Vicenzino B, et al : Mulligan's mobilization-with-movement, positional faults and pain relief: Current concepts from a critical review of literature. Man Ther 12 : 98-108, 2007
18) Exelby L : The locked lumbar facet joint: intervention using mobilizations with movement. Man Therapy 6 : 116-121, 2001
19) Adams MA, et al : Mechanical initiation of intervertebral disc degeneration. Spine 25 : 1625-1636, 2000
20) Krismer M, et al : The contribution of anulus fibers to torque resistance. Spine 21 : 2551-2557, 1996
21) Konstantinou K, et al : Flexion mobilizations with movement techniques: the immediate effects on range of movement and pain in subjects with low back pain. J Manipulative Physiol Ther 30 : 178-185, 2007
22) Adams MA, et al : Diurnal variations in the stresses on the lumbar spine. Spine 12 : 130-137, 1987
23) van Kleef M, et al : 12 Pain originating from the lumbar facet joints. Pain Pract 10 : 459-469, 2010
24) 村上栄一：仙腸関節由来の腰痛. 日腰痛会誌 13：40-47, 2007
25) 金岡恒治ほか：腰痛がスーッと消える, 学研パブリッシング, 東京, 2014
26) 金岡恒治ほか：金岡・成田式 腰痛さよなら体操：たった一カ月で二度と痛くならない！, 宝島社, 東京, 2015
27) Hungerford B, et al : Altered patterns of pelvic bone motion determined in subjects with posterior pelvic pain using skin markers. Clin Biomech 19 : 456-464, 2004
28) Hungerford B, et al : Evidence of altered lumbopelvic muscle recruitment in the presence of sacroiliac joint pain. Spine 28 : 1593-1600, 2003

VI

慢性腰痛者の特徴と効果的な腰痛体操とは？

太田　恵

1 慢性腰痛が与える社会的影響

　厚生労働省の国民生活基礎調査[1]によると，腰痛の有訴者率は男性で1位，女性では肩こりに次いで2位と高く，徐々に増加の傾向を示している（図1）．さらに傷病別にみた通院率については，腰痛は生活習慣病や歯の病気に次いで高く，1998年には男性では1,000人中31.7人，女性では46.8人だったのが，2013年には男性では1,000人中42.2人，女性では58.2人と年々増加している（図2）．今後も加速する超高齢社会においては，腰痛を呈する高齢者数の増加だけでなく，高齢者の介助動作によって腰部への過負荷が繰り返され，その結果として腰痛を発症する中高齢者が増加することも懸念される．また，中高齢者においては，腰痛のみならず加齢による運動機能の低下から，自己効力感の喪失につながることも予測される．

　腰痛は一度軽快しても再び増悪し，慢性化することが多く，定義はさまざまだが，4週間未満を急性，4週間以上3カ月未満を亜急性とし，3カ月を境界としてそれ以降も持続する腰痛を慢性腰痛とするのが一般的である[2]．症状の慢性化によって身体機能および精神機能の低下だけでなく，活動範囲の狭小化や生産性の低下といった二次的障害の長期化・重症化に至る危険性がある．

　加えて，腰痛に対して治療を受ける患者が増え，治療のための通院の頻度が高まる，あるいはその期間が長くなるということは，通院にかかる費用が嵩み，患者個人だけでなく，国家全体の財政を逼迫する要因になる．つまり，腰痛の発症や慢性化を予防し，通院の期間や頻度を最小限に抑えることは，患者個人にとってだけでなく，国家全体の財政にとっても重要な課題である．

2 腰痛者の特徴

1 腰痛者では体幹深部筋が機能していない

　立位や座位といった姿勢を保持しながら四肢の運動を遂行する場合には，重心の変位に対して適切に反応し，重心が支持基底面内にあるように姿勢を適宜調節しなければならない．これは予測的姿勢制御と呼ばれ，随意運動の遂行に伴う姿勢の乱れを予測し，随意運動に先行して姿勢保持筋をあらかじめ活動させることによって，姿勢の乱れの影響を最小限に抑えようとした結果と考えられている[3〜5]．

　Ⅳ章の4で述べられているように，健常者では，主動作筋である上肢または下肢の筋の活動に先行して，腹横筋や多裂筋といった体幹深部筋の活動が確認できている．特に腹横筋は，上肢および下肢の運動方向や動作時の姿勢にかかわらず，主動作筋やほかの体幹筋よりも先行して活動することが明らかになっており，動作時の姿勢を制御する重要な役割を担っている[6〜10]．しかし，腰痛者は健常者とは異なるという報告がある．腰痛者に対して前述と同様

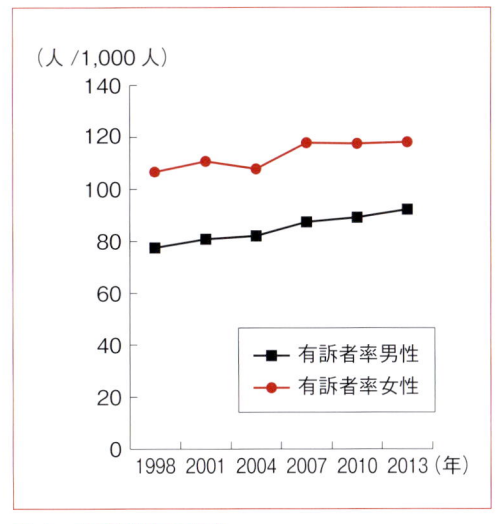

図 1 ● 有訴者率の変化
腰痛の有訴者は毎年増加している．（文献 1 より作図）

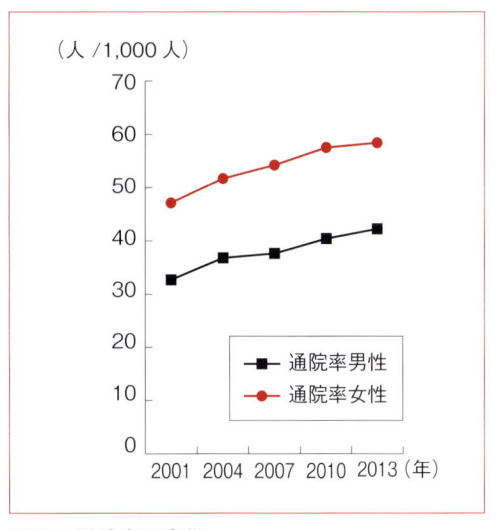

図 2 ● 通院率の変化
腰痛を主訴に医療機関を受診する人数は毎年増加している．（文献 1 より作図）

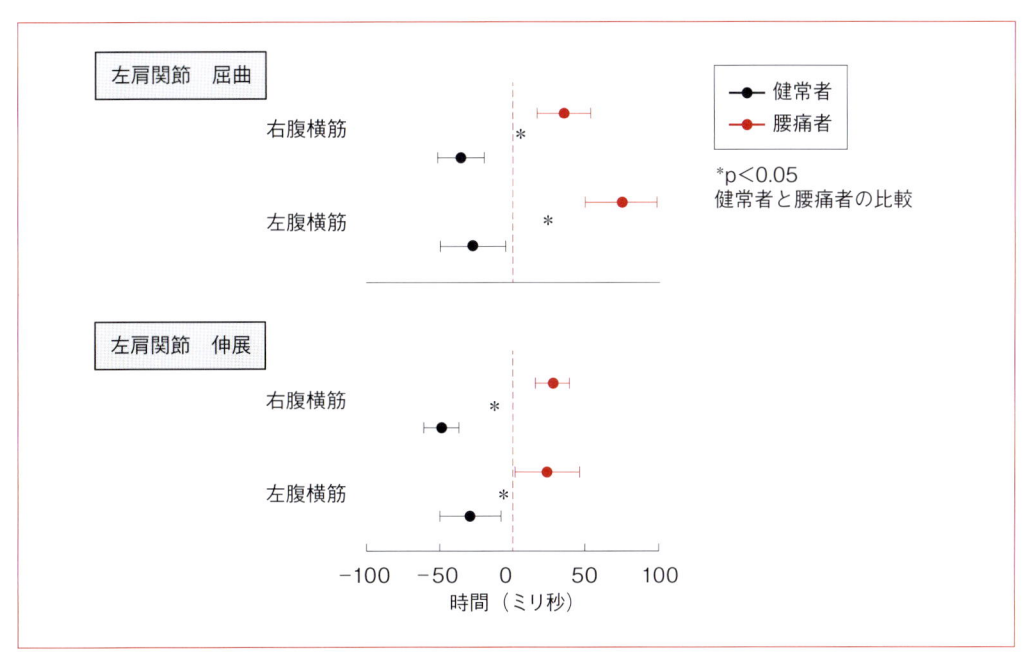

図 3 ● 上肢の運動時における腹横筋の筋活動―健常者と腰痛者の比較―
----：上肢の運動開始のタイミング（0 ミリ秒）．
健常者（●）は，上肢の主動作筋に先行して左右の腹横筋が活動する．一方，腰痛者（●）は，腹横筋の活動が遅延する．（文献 12 より引用）

の課題を与え，腹横筋の筋活動を測定した結果，上肢の緩徐な運動では健常者・腰痛者ともに腹横筋の先行的な活動はみられなかったが[11]，上肢の急速な運動では腰痛者では健常者と比較して腹横筋の活動が遅延しており，上肢の運動方向にかかわらず主動作筋より遅かった[11]（図3）[12]．これらのことから腰痛者は，急激な四肢の運動に対し，先行的に腹横筋を活動させ体幹を安定させる機能が十分でないことがうかがえる．

腰部への高張食塩水の注射による実験的腰痛を起こすことが腹横筋の反応時間に及ぼす影響

| 食塩水注入前 | 生理食塩水注入後 | 高張食塩水注入後 |

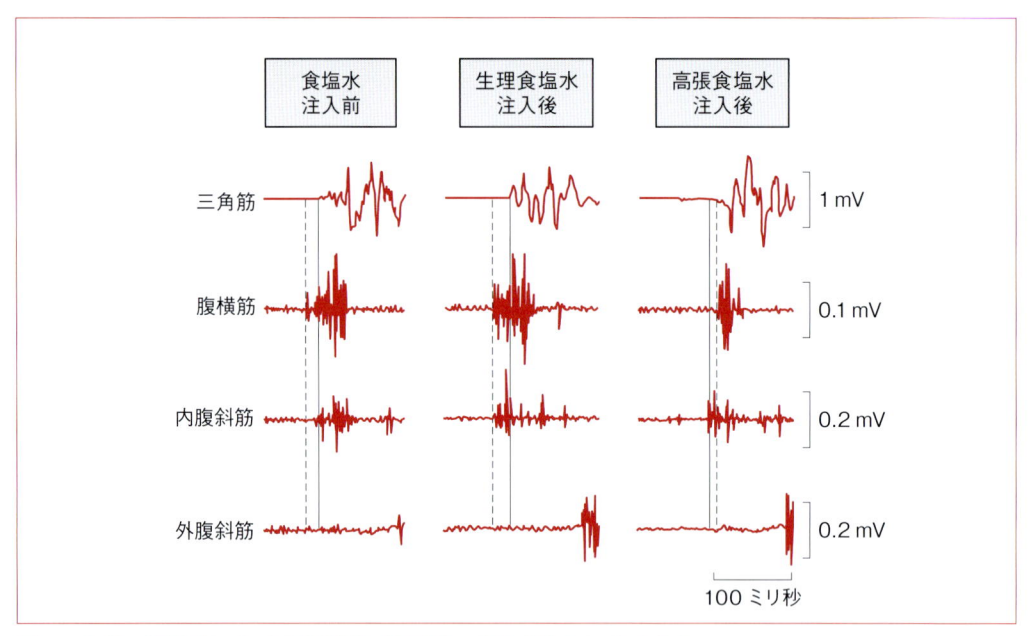

三角筋　　　　　　　　　　　　　　　　　　　　　　　　] 1 mV
腹横筋　　　　　　　　　　　　　　　　　　　　　　　　] 0.1 mV
内腹斜筋　　　　　　　　　　　　　　　　　　　　　　　] 0.2 mV
外腹斜筋　　　　　　　　　　　　　　　　　　　　　　　] 0.2 mV
　　　　　　　　　　　　　　　　　　　　　　　　100 ミリ秒

図4● 上肢の運動時における腹筋群の筋活動—食塩水注入による変化—
──：三角筋の活動開始のタイミング，----：腹横筋の活動開始のタイミング．
食塩水注入前と生理食塩水注入後においては，主動作筋（三角筋）に先行して腹横筋が活動するが，高張食塩水注入後は遅延する．（文献13より引用）

を調べた研究によると[13]，注射前や腰痛が生じない生理食塩水の注射と比べて，高張食塩水注射では腹横筋の反応が遅延し，減弱していた（図4）[13]．つまり，腹横筋の活動の遅延および減弱といった機能不全は，腰痛の結果として生じるといえる．

2 腰痛者では体幹深部筋が萎縮している

　MRI，CTや超音波画像装置などを使用して，背側の体幹深部筋である多裂筋の筋横断面積（cross sectional area：CSA）を測定し，腰痛者と健常者を比較した報告によると（図5）[14]，腰痛者においては下位腰椎の多裂筋のCSAが有意に低値を示しており，筋の萎縮が認められている[14〜20]．

　また筋厚の左右差を比較した研究では（図6）[21]，健常者では多裂筋のCSAが左右対称であったのに対して，腰痛者では非対称であったという報告がある[14,21]．また，症状側においては対側と比較して多裂筋のCSAが有意に低値を示し，左右非対称性を呈しており[21〜24]，さらに片側性の腰痛者では中心性や両側性の腰痛者よりも非対称性が著しいことが明らかになっている[14]．

　ブタの椎間板や神経根を人為的に損傷させ，損傷前後の多裂筋の変化をみた研究では，急性期から多裂筋の萎縮やその非対称性が生じ，筋内水分量の減少や脂肪細胞の増大も認め，椎間板や神経の損傷によっても多裂筋の萎縮や変性を引き起こすことがわかっている（図7）[25]．またヒトを対象とした研究でも，慢性腰痛者のみならず急性期や亜急性期の腰痛者においても，多裂筋のCSAに左右非対称性を認めることが報告されている[26]．

　腹横筋の筋量についての報告は少ないが，われわれが健常者と腰痛者における腹横筋の筋厚

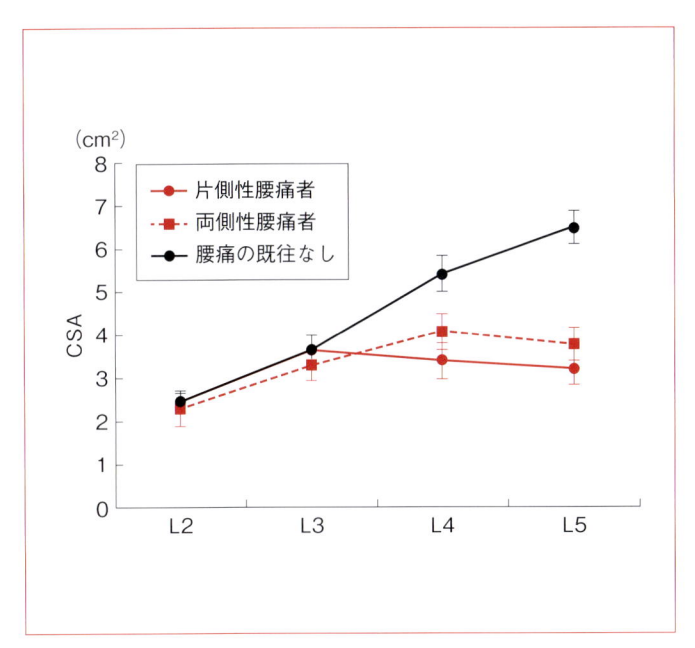

図5● 多裂筋のCSA ―健常者と腰痛者の比較―

腰痛者（片側性：●，両側性：■）では，腰痛の既往がない者（●）と比べて，L4およびL5高位における多裂筋のCSAが小さい．（文献14より引用）

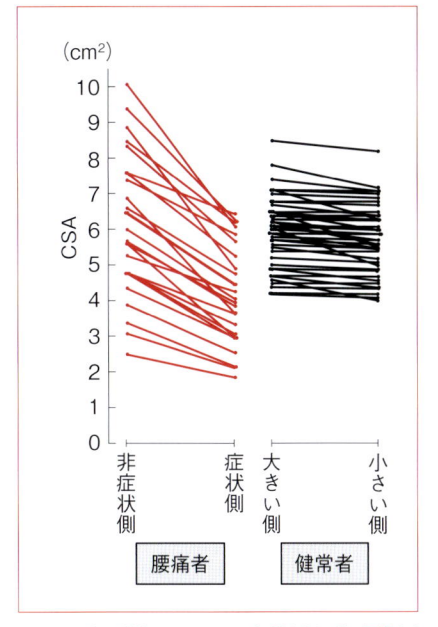

図6● 多裂筋のCSA ―症状側と非症状側の比較―

健常者では多裂筋のCSAに左右差はないが，腰痛者では非症状側が大きく，症状側が小さい．（文献21より引用）

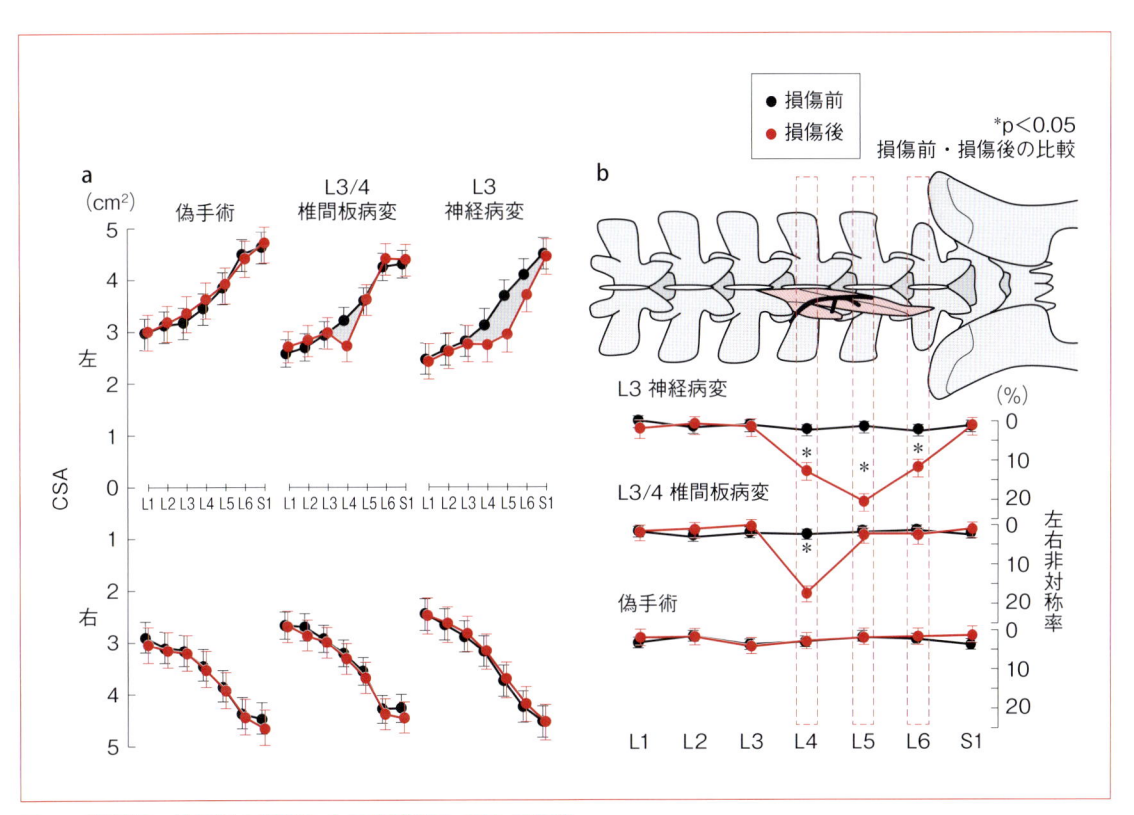

図7● 椎間板・神経根の損傷による多裂筋のCSAの変化

a：左右の多裂筋の筋断面積，b：左右の多裂筋の非対称率．損傷させ人為的に病変を起こさせると（●），損傷前（●）と比べて多裂筋が萎縮し，左右非対称を呈する．（文献25より引用）

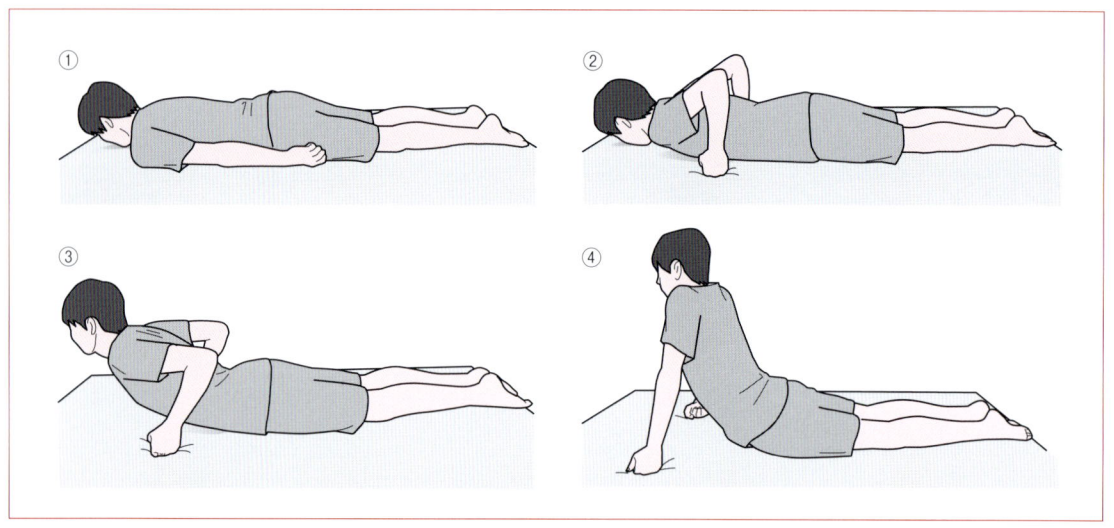

図 8 ● McKenzie の腰痛体操
①まず，腹臥位でリラックスして安静にする．
②次に両肘を立てる．このとき，頚部，肩部，腰椎部，殿部には力を入れずリラックスする．
③両手で支え肘を伸展させ起き上がる．このときの注意としては，顎を引いて胸を張り，腰椎部に意識を集中し，殿部に力を入れないことである．
④全身をリラックスさせ，10秒間静止する．これらの一連の運動を10回行う．

を測定した結果，腰痛者では健常者と比較して有意に低値を示し，左右非対称性が顕著であった[27]．このことから腰痛と腹横筋の萎縮に関連があることが疑われる．しかし，われわれの先行研究では，腹横筋は多裂筋と異なり症状側と萎縮側が必ずしも一致しなかった[28]．この理由として，腹横筋は肋間神経・腸骨下腹神経・腸骨鼠径神経といったT7からL2由来の神経に広く支配されていることと，体幹を安定化させるためには両側の腹横筋を同時に活動させ腹腔内圧を高めることが求められることがあげられる．

3 腰痛の運動療法

　腰痛に対する保存的治療法としては，消炎鎮痛剤や筋弛緩剤などを用いた薬物療法，マッサージや按摩，ストレッチのほか，徒手療法，牽引療法や電気療法，温熱療法・寒冷療法などの物理療法，コルセットを用いた装具療法，さらには体幹の筋力強化や関節可動域の拡大を目的とした運動療法があげられる．かつては腰痛者に対して安静を推奨していた時代もあったが，現在は疼痛が自制できる範囲で活動性を維持することがより早い改善につながるといわれており，運動療法は慢性腰痛の治療に高いエビデンスがある[29]．

　代表的な運動療法のひとつであるWilliams体操は，主に腹筋群および殿筋群の強化，腰背部およびハムストリングの伸張といった6種類の運動で構成されている．これらにより腰椎の過前弯を改善し，腰部への負荷が減少すると考えられている．日本整形外科学会が推奨する腰痛体操もほぼ同様で，体幹屈筋群の強化のための腹筋運動（sit-up），体幹伸筋群の強化のための背筋運動（back-extension），腰背部やハムストリングのストレッチが含まれている．その他の運動療法にMcKenzie体操があり，これは主に体幹を伸展させる運動である（図8）．

図9 ● 腹横筋の触診方法
腹横筋は深部にあるため，皮膚の直下に触知することはできない．外腹斜筋・内腹斜筋のさらに深部にある腹横筋の収縮を触察する．上前腸骨棘からやや臍側・やや尾側に治療者の指腹を置く．弛緩している状態は軟らかいが，収縮すると張るような硬さを感じる．

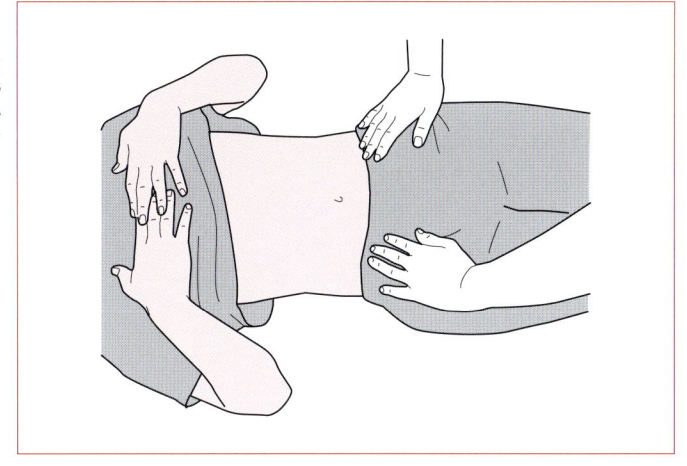

図10 ● 腹部に紐やベルトを巻きフィードバックを促通する方法
弛緩した状態で，腹部周囲にベルトを巻く．腹壁を凹ますことで，ベルトがゆるむ．

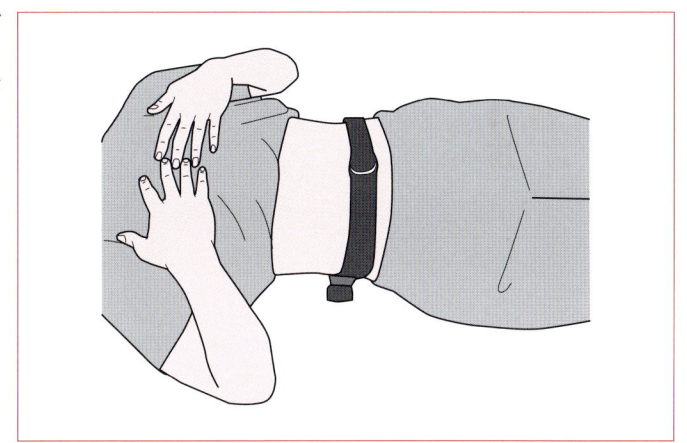

4 stabilization exercise の紹介

　腹横筋や多裂筋などの体幹深部筋の活動を促すことを目的とした stabilization exercise が，腰痛体操として用いられている．

1 draw-in（腹部引き込み運動）

　背臥位になり，膝を立ててリラックスさせる．患者は下腹部を意識し「おへそを凹ますように」する（Ⅳ章 図20 参照）．このとき，呼気に合わせると容易である．draw-in を適切に行うことで，腹横筋の筋活動が特異的に高まる．治療者は腹横筋の収縮を触診で確認する（図9）．「どこに力を入れたらいいかわからない」といった訴えがあり運動を適切に行えない場合は，腹部周囲に紐やベルトを巻き，それらがゆるくなる感覚を用いるなどしてフィードバックする（図10，11）．

　超音波装置を使用できるのであれば，その画像を患者本人に確認させ視覚的なフィードバックを与えると運動を習得しやすい．図12a は腹横筋の単独収縮が正確に遂行できている場

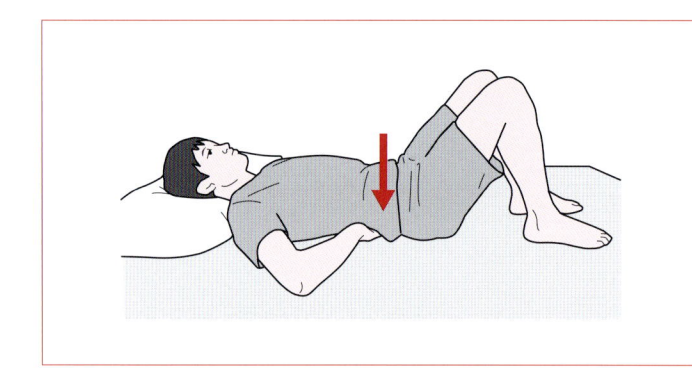

図 11 ● 背部に手を入れフィードバックを促通する方法

腹部を引き込む際に背部に手を入れ，これを軽く押しつけるように腹部を引き込ませると引き込み動作を意識しやすい．

合，図 12b は腹横筋ではなく内腹斜筋が著しく収縮してしまう場合を示す．図 12a のように draw-in が正確に遂行できていると，まず腹横筋の収縮によって筋膜が緊張し，その後に腹横筋の筋厚が増加する．図 12b では，腹横筋の収縮と同時に内腹斜筋の筋厚が著しく増加している．

呼気に合わせて臍を引き込ませたまま 10 秒間保持できるようになったら，次の段階として臍を引き込ませたまま呼吸を繰り返す．吸気で腹横筋が脱力しやすいので注意する．

さらに次の段階として，腹横筋の収縮を維持したまま下肢の運動を行わせる（図 13，Ⅴ章図 14 参照）．draw-in させながら 10 秒くらいかけてゆっくりと下肢の屈伸運動や股関節の外転・内転運動を行う．下肢を動かしたときに，骨盤や脊柱が動いたり腹横筋が脱力したりしないように注意する．アスリートなどを対象とし難易度をもっと上げたい場合は，下肢をやや挙上させたまま運動を行う．この際に骨盤への前傾や回旋の外力が作用するが，これに抵抗して骨盤の位置を変えないように注意する．

これらの運動の際，治療者は左右の腹横筋を触診し，その収縮を確認する．腰痛者の多くは臍を引き込んで 10 秒間保持することさえも困難である．また収縮の程度やタイミングが左右で異なることも多いので，左右差も確認する．

2 front bridge exercise（hand-knee）

四つ這い位になり，手掌の直上に肩関節，膝の直上に股関節が位置するようにする（図 14）．この際，腹横筋を意識して軽く draw-in を行い，体幹を安定させる．次に片側上肢を水平に挙上させ，5 〜 10 秒保持させ，これを左右交互に行う（図 15）．この際に骨盤や体幹が動かないように注意する．これが獲得できたら次の段階として片側下肢を挙上する（図 16）．下肢は上肢よりも重量が大きくレバーアームも長いため，負荷が大きく代償運動が生じやすいので注意する．「手をあげる」，「足をあげる」という指示よりも，「手を前方に伸ばす」，「足を後方に伸ばす」という指示を行うと，骨盤の過前傾や腰椎の過前弯といった代償運動が生じにくい．さらに次の段階として，片側上肢と対側の下肢を同時に挙上させ保持させる（図 17）．アスリートなどを対象とし難易度を上げたい場合は，バランスディスクなどの不安定な接地面で行う方法や，elbow-knee や elbow-toe といった方法がある．

draw-in と hand-knee は，後述する運動療法としても有効だが，「現時点ではどの難易度の

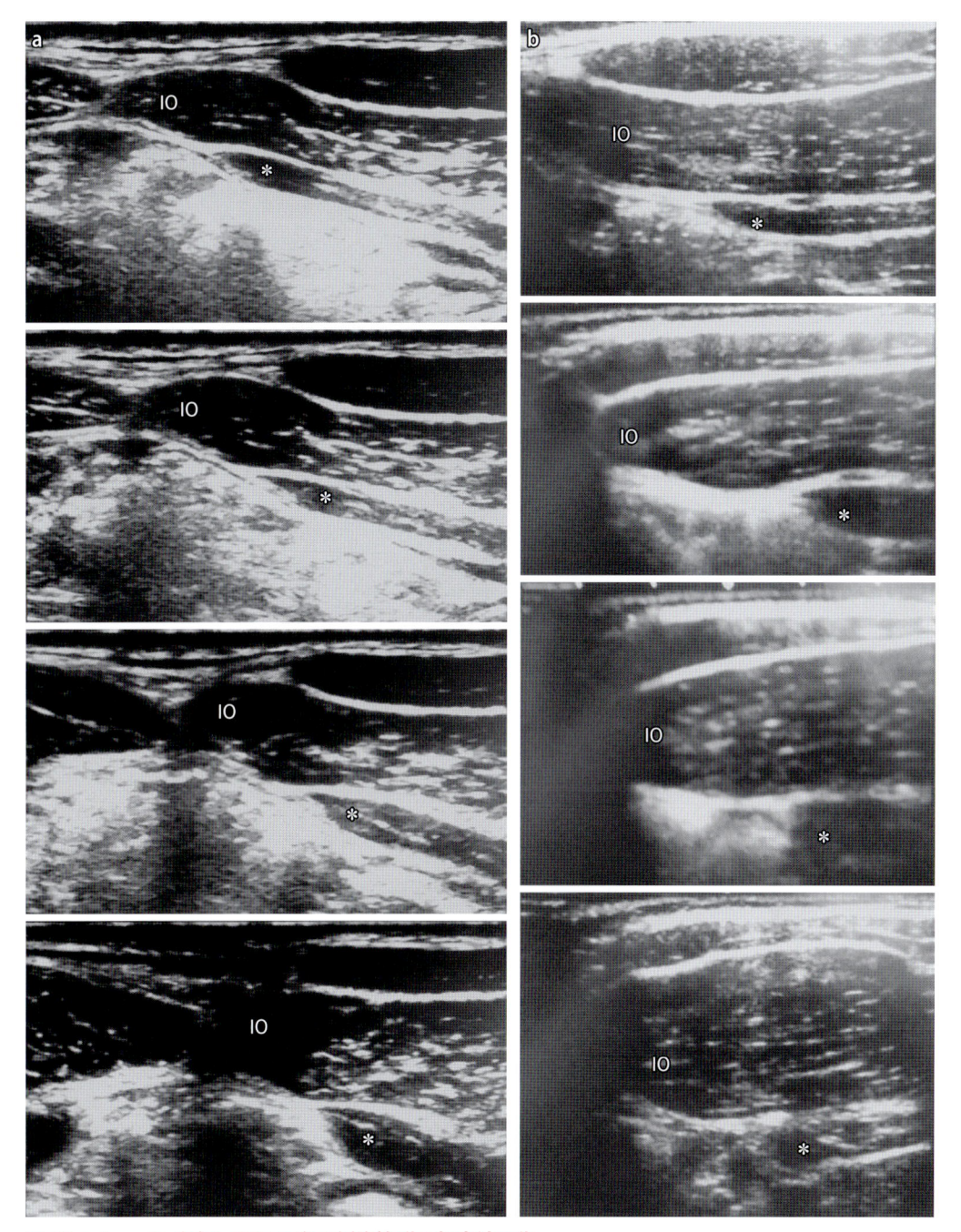

図 12 ● draw-in を行っている際の側腹筋群の超音波画像
＊は腹横筋，IO は内腹斜筋を表す．
a：腹横筋先端部が右に移動しながらその厚みを増していき，内腹斜筋の厚みは変化していない．
b：腹横筋の活動とともに内腹斜筋の厚みが著しく増している．

運動が正確に遂行できるか」を確認することができるため，体幹安定化の機能を評価する方法としても有用である（図 18）．

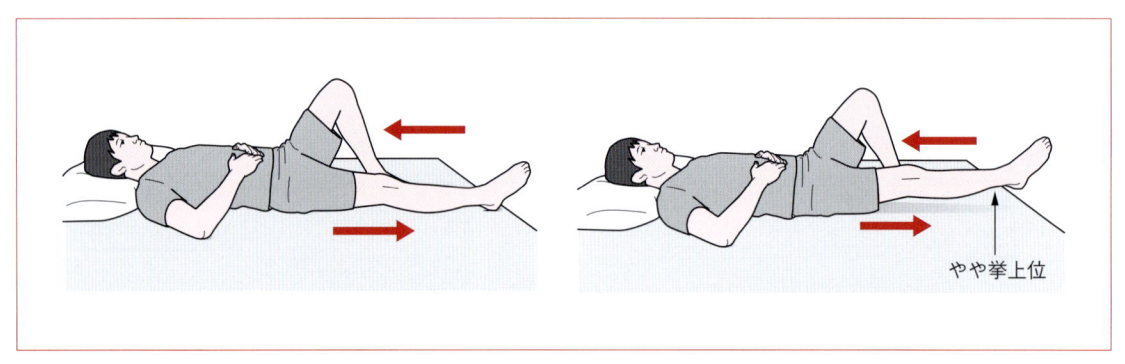

図 13 ● draw-in ＋下肢の屈伸運動

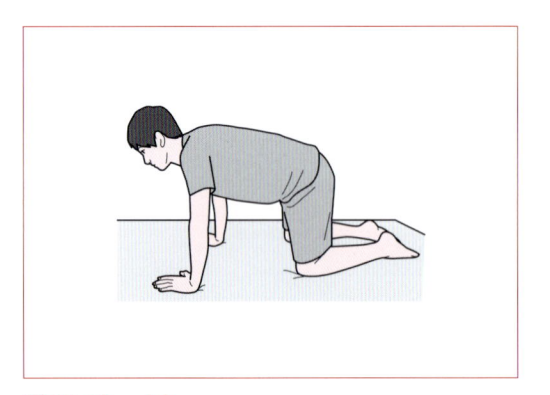

やや挙上位

図 14 ● hand-knee

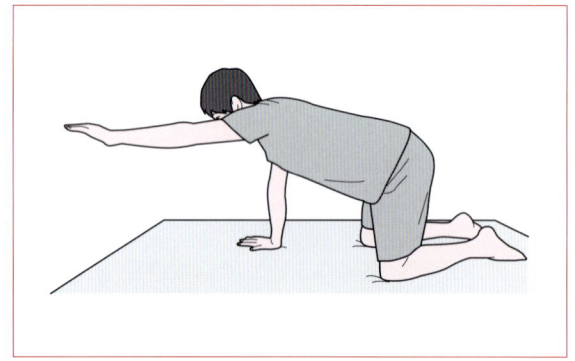

図 15 ● hand-knee ＋上肢の挙上運動

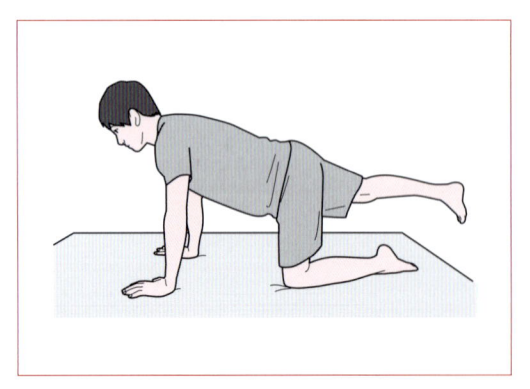

図 16 ● hand-knee ＋下肢の挙上運動

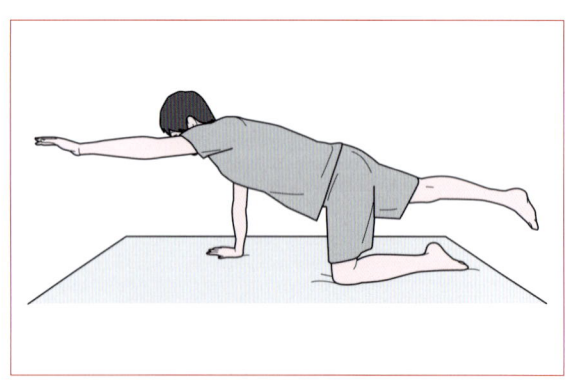

図 17 ● hand-knee ＋上・下肢の挙上運動

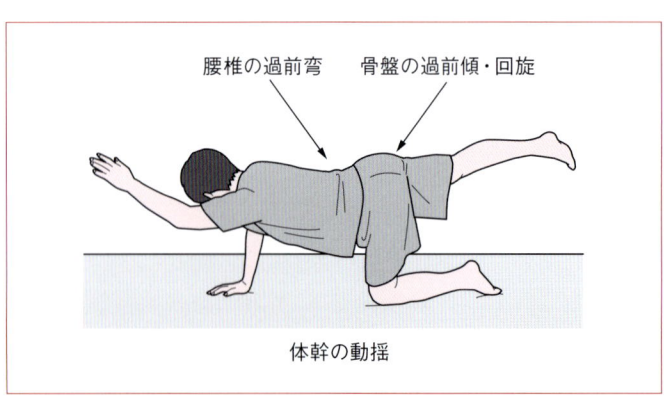

図 18 ● 不適切な hand-knee
腰椎の前弯が強くなり，骨盤が過前傾・回旋している．

腰椎の過前弯　骨盤の過前傾・回旋

体幹の動揺

5 慢性腰痛に対する運動療法の効果

　慢性腰痛者に対する運動療法としては腹筋運動と背筋運動が一般的であり，腹筋群全体や背筋群全体を強化することで腰痛の改善を図っていた．慢性腰痛者に対する運動療法の有効性については多くの報告があり，運動療法はほかの保存療法に比べ，疼痛の軽減に効果があったと報告されている[30〜38]．しかし近年，腰痛者の多くは，腹横筋や多裂筋といった体幹深部筋の機能不全を呈していることが報告されてきたことから，体幹筋のなかでも特に体幹深部筋に着目し，その機能回復とそれによる体幹安定化を目的とした運動療法（体幹安定化運動，lumbar stabilization exercise）が注目されている[39〜46]．なかでも代表的な運動として，draw-in, hand-knee, elbow-toe, back bridge, side bridge などの運動は，体幹深部筋の活動が高まることが明らかにされており，特に draw-in や hand-knee は，特別な器具や設備を必要とせず，自宅でも安全に行うことができるためホームエクササイズとして適している．

　われわれは慢性腰痛者を対象に，体幹安定化運動（draw-in と hand-knee）をセルフエクササイズとして指導し，それぞれ10回ずつを基本的には毎日継続させ，その効果について検証した．その結果，介入開始後1カ月で疼痛が有意に軽減し，生活の質（quality of life：QOL）についても改善を認めた．また慢性腰痛者を25歳以上45歳未満の壮年群と45歳以上の中高年群に分けて，その効果について比較したところ群間に有意な差はなく，中高年の慢性腰痛者においてもその有効性が確認された[42]．さらに体幹安定化運動を継続させたところ，3カ月間の運動で得られた効果が運動終了3カ月後においても維持できていたことから，体幹安定化運動は腰痛の再発予防にも効果的であるといえる[43]．また体幹安定化運動が体幹筋の筋厚に及ぼす影響を検証することを目的とした調査を行ったところ，3カ月間の運動継続後に腹横筋の筋厚が増加し[44,45]，さらに左右非対称性が改善を認めた[45]．このことから体幹安定化運動によって左右の均整がとれた腹横筋の筋活動が再獲得され，腹腔内圧を適切に高めることが可能となり，腰部への負荷が軽減したと考える．

　加えてわれわれは，従来の腰痛体操と体幹安定化運動との効果の差異を検証するために，慢性腰痛者を2群に分け，traditional exercise 群には従来の腰痛体操である腹筋運動と背筋運動を，体幹安定化運動群には体幹深部筋を意識した draw-in と hand-knee をそれぞれセルフエクササイズとして指導し，それぞれ10回ずつを毎日3カ月継続させた（図19）[46]．いずれの群においても，運動開始前と運動を開始して1カ月後に評価を行い，個々の患者に合わせて運動の負荷量を調整した．その結果として，疼痛が軽減し，症状の改善を認めた割合が体幹安定化運動群のほうが traditional exercise 群よりも高かった．また QOL については日本整形外科学会腰痛疾患質問票（Japanese Orthopaedic Association Back Pain Evaluation Questionnaire：JOABPEQ）を用い，介入前後における JOABPEQ の得点差を群間で比較した結果，5項目のうち歩行機能障害以外の項目（疼痛関連障害，腰椎機能障害，社会生活障害，心理的障害）に関しては体幹安定化運動群のほうが有意に高値を示した（図20）[46]．以上のことから，慢性腰痛の運動療法としては体幹深部筋機能を高める体幹安定化運動のほうが従来の腰痛体操よりも有効性が高いと考える．またこれらの調査においては，理学療法士などの専門家による評価や介入の頻度は介入前・介入1カ月後・介入3カ月後のわずか3回のみであ

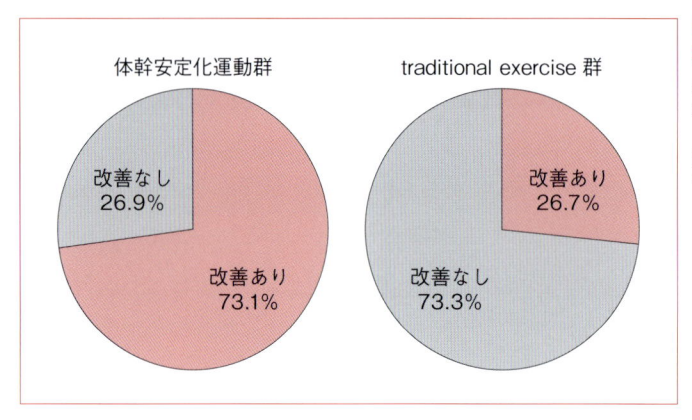

図19 ● 運動療法による疼痛の改善の有無—運動方法による差異—

体幹安定化運動を実施した腰痛者（体幹安定化運動群）の多くは疼痛が改善したが，traditional exercise を実施した腰痛者の多くは改善がなかった．（文献46 より引用）

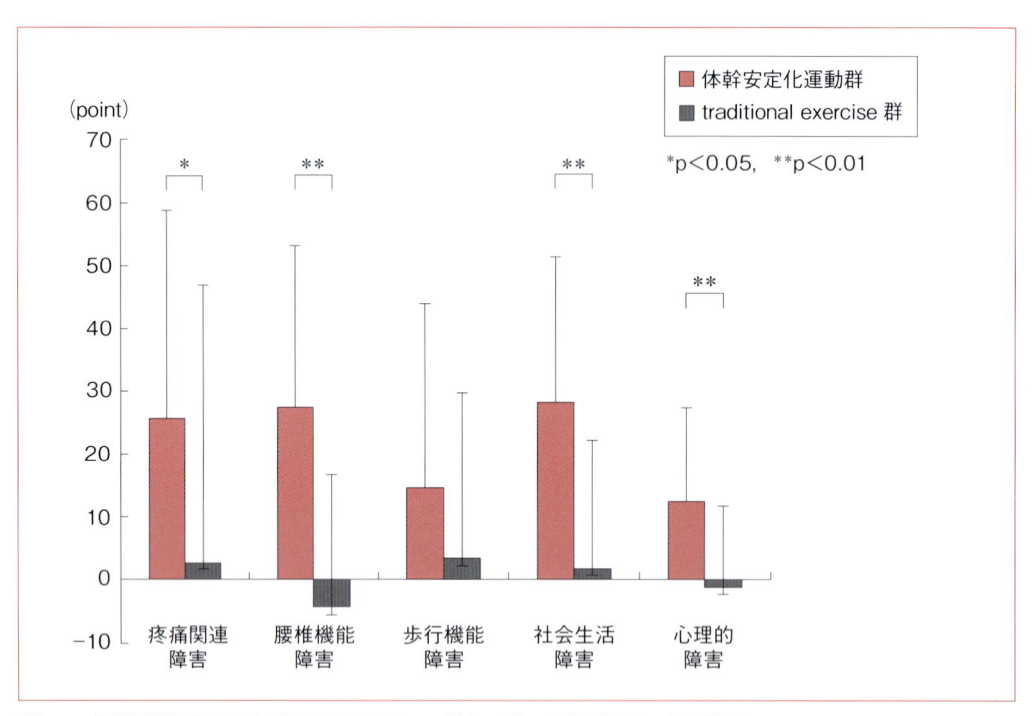

図20 ● 運動療法前後における JOABPEQ の得点の差—運動方法による差異—
体幹安定化運動群では QOL のすべての項目で改善がみられたが，traditional exercise 群ではほとんど改善がみられず悪化した項目もあった．（文献46 より引用）

り，体幹安定化運動はホームエクササイズとして行わせた．それにもかかわらず効果がみられたことは，コストパフォーマンスの面からも有用な介入方法と考える．2014 年度時点での診療報酬の規定では，発症から 150 日以内の腰痛者に対し 1 回 20 分の理学療法を行うと 85 ～ 180 点の保険点数がかかり，リハビリテーション総合計画評価料としても 1 カ月に 300 点加算される．運動療法は週に 1 ～ 3 回，10 ～ 12 週間以上行うことが推奨されており[47]，それだけ通院すると患者や社会への負担は軽視できない．ホームエクササイズとして継続させることは，患者本人のみならず国の経済的負担の軽減にも有効である．

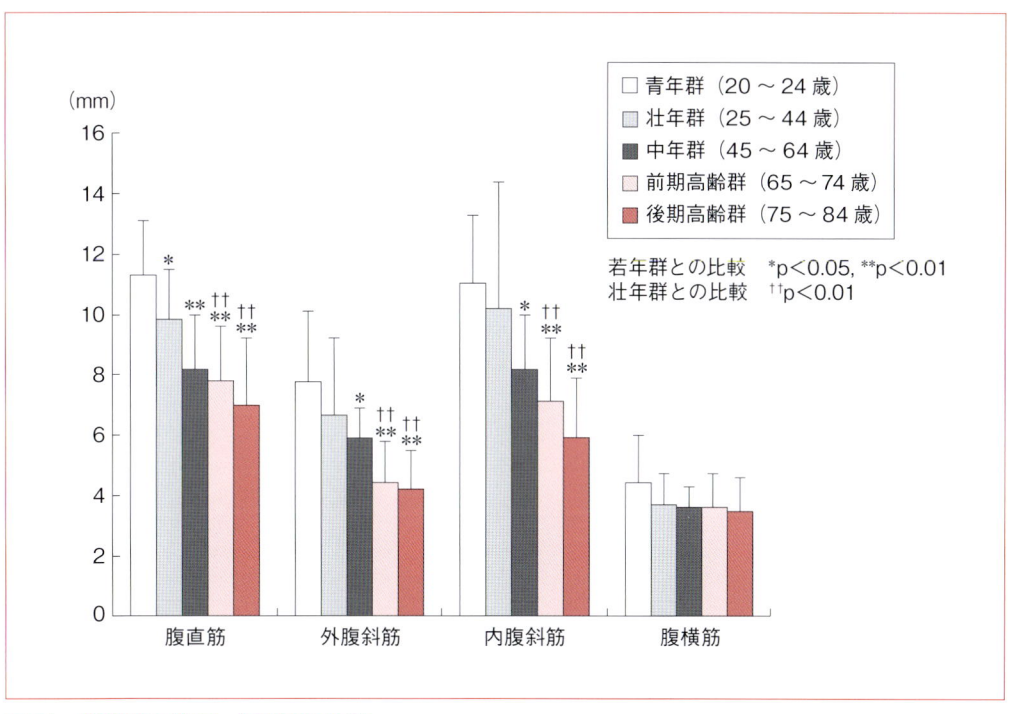

図 21 ● 腹筋群の筋厚―年代別の比較―
腹横筋の筋厚はほかの筋とは異なり，各年代間で差がない．（文献 48 より作図）

6 体幹機能不全と加齢との関連

1 ロコモティブシンドローム

　日本整形外科学会では，運動器障害によって移動能力が低下した状態を「ロコモティブシンドローム（locomotive syndrome）」あるいは「運動器症候群」と定義している．運動器には，体の運動に関与する骨・筋・関節・神経が含まれており，加齢に伴ってこれらの機能が低下することによって，疼痛や関節可動域制限などの機能障害，歩行能力低下やバランス能力低下などの能力障害，さらには生活範囲の狭小化や QOL の低下などの社会的不利といった問題が相互に生じる．特に下肢の筋力低下や筋量減少がロコモティブシンドロームの原因になることから，その予防のために下肢の運動が推奨されている．

2 加齢による筋萎縮

　重力に抗して姿勢を維持するためには，下肢だけでなく体幹の筋，特に体幹深部筋の活動が重要である．われわれは，自立歩行が可能な女性を対象とし，年代別に青年群（20 〜 24 歳），壮年群（25 〜 44 歳），中年群（45 〜 64 歳），前期高齢群（65 〜 74 歳），後期高齢群（75 〜 85 歳）の 5 群に分類し，各年代群の腹筋群の筋厚を US で測定して比較した（図 21）[48]．

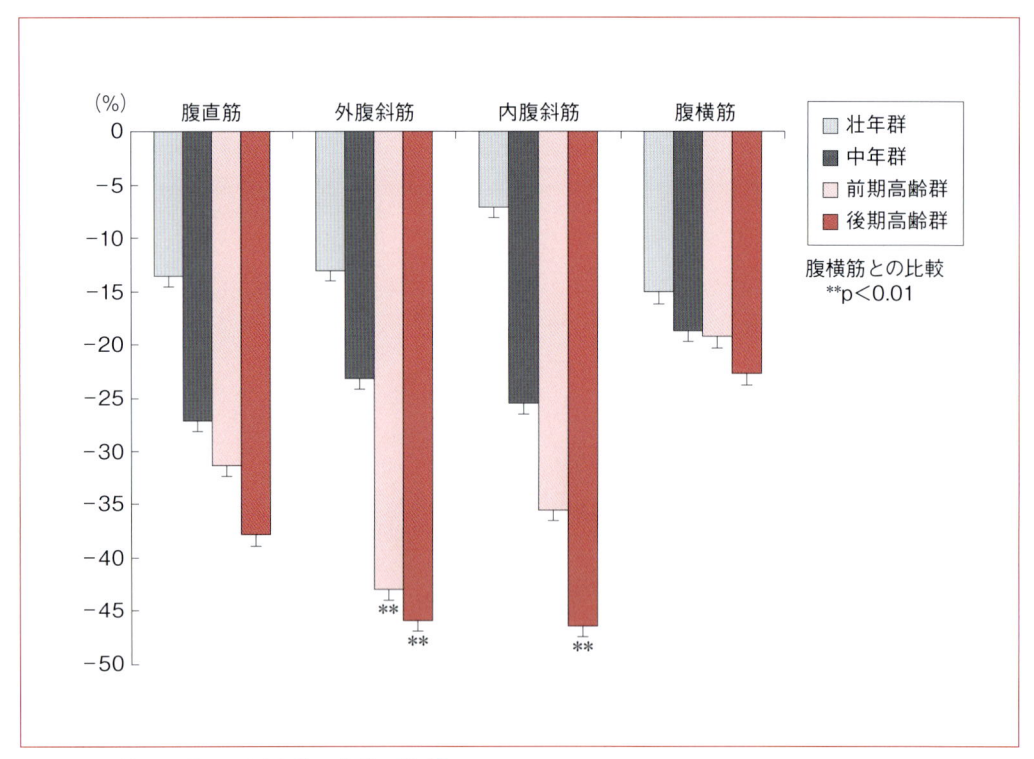

図22 ● 腹筋群の筋厚の減少率―各筋の比較―
腹横筋の筋厚の減少率はほかの筋より小さい．（文献48より作図）

　その結果，腹直筋は壮年期以降において，外腹斜筋および内腹斜筋群については中年以降において青年群より有意に小さく，腹直筋・外腹斜筋・内腹斜筋のいずれについても，高齢群は壮年群より有意に低値を示した．しかし腹横筋については，いずれの年代においても有意差を認めなかった．また各年代のそれぞれの筋において，筋厚の測定値と青年群の筋厚の平均値の差を青年群の筋厚の平均値で除して減少率を算出し，各筋で比較したところ，前期高齢群では外腹斜筋，後期高齢群では外腹斜筋と内腹斜筋の減少率が腹横筋より有意に高かった（図22）[48]．つまり，加齢による筋萎縮はすべて一様に起きるのではなく，筋の種類によって異なることが示された．

　別の先行研究においても（図23）[49]，若年群と日常生活が自立している自立高齢群の体幹筋の筋厚を比較したところ，腹直筋・外腹斜筋・内腹斜筋・胸部脊柱起立筋群は若年群より有意に低値を示したが，腹横筋と腰部多裂筋は有意な差を認めないという結果が報告されており[49]，体幹深部筋の筋厚は高齢者においても維持されている．また自立高齢群と寝たきりの高齢者群を比較した結果，寝たきり高齢群においては腹横筋と腰部多裂筋についても有意に萎縮していた[49]．

3　加齢による筋萎縮の予防

　以上のことから，日常生活が自立している高齢者では腹横筋の萎縮が起きておらず，寝たきりになると萎縮すると考えられ，自立生活するためには腹横筋は必須の筋であることがうかが

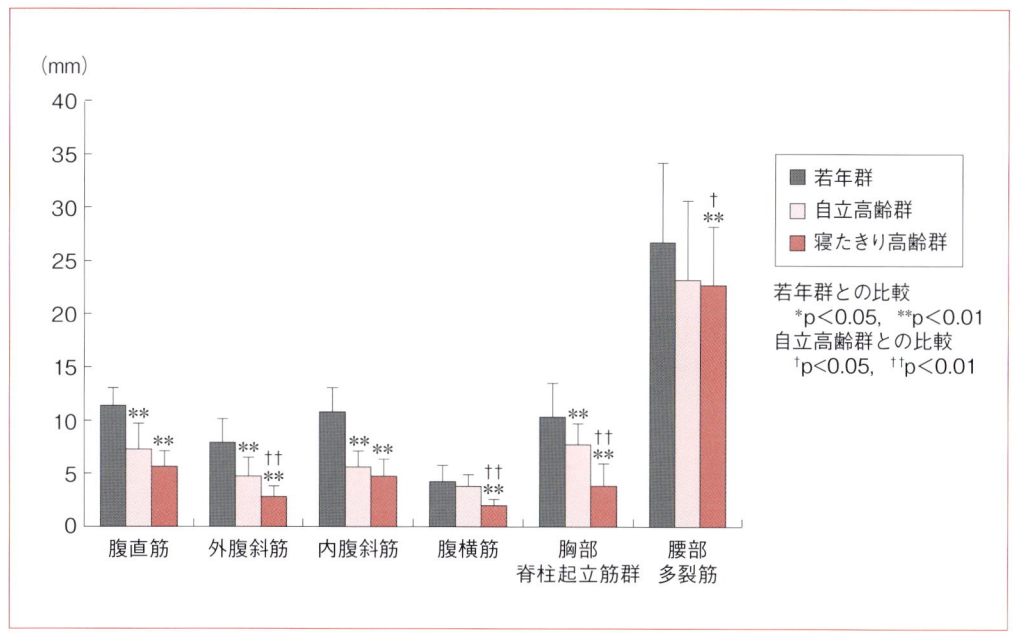

図23● 体幹群の筋厚―若年群，自立高齢群，寝たきり高齢群の比較―
腹横筋と腰部多裂筋の筋厚はほかの筋と異なり，若年者と自立した高齢者で差がないが，寝たきりの高齢者では顕著に薄い．（文献49より作図）

える．腹直筋，外腹斜筋，内腹斜筋といったグローバル筋は，体幹の屈伸や回旋といった運動の主動作筋として関与する[50]．そのため加齢に伴って活動性が低下し，体幹の運動が乏しくなると萎縮していく．一方，腹横筋は立位や座位といった重力に抗する姿勢を保持するために持続的に活動する筋であり[50]，活動性が低下しても日常生活のなかで立位や座位になる機会があれば，ほかの筋よりは維持される．歩行能力を維持し，転倒を予防するためには下肢筋の強化が重要ではあるが，寝たきりにならないためには日常生活のなかで立位や座位になる機会をできるだけ設け，体幹深部筋の活動を促すことが必要である．

7 体幹機能不全とその他の障害との関連

1 骨盤底筋機能障害との関連―腹圧性尿失禁―

　体幹を背部から腹部までコルセット状に囲っている腹横筋が収縮することによって，腹腔内圧が上昇し，その結果として体幹が安定する．しかし，横隔膜が体幹の上部をドーム状に覆い，骨盤底筋群が下部からハンモック状に支えている構造から考えると，腹腔内圧を上昇させるためには，単に腹横筋の収縮による腹壁の引き込みだけでは不十分であり，骨盤底筋群が下部から腹腔を支持することが必要だといえる．健常者においては，呼気時に腹横筋を収縮させ腹壁を引き込んだ際には，骨盤底筋群の収縮によって骨盤底が引き上げられ，特に咳やくしゃみで腹腔内圧が急激に上昇する際には腹横筋と骨盤底筋群が強い収縮を示すことがわかって

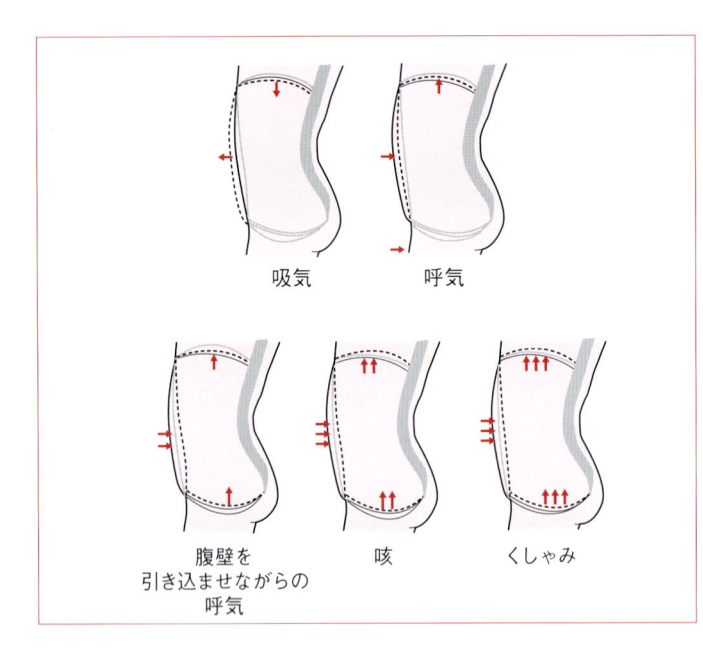

図24 ● 腹壁と骨盤底の共同的な運動

通常，吸気時に横隔膜が下降・腹壁が膨らみ，呼気時に横隔膜が上昇・腹壁が凹む．咳やくしゃみの際には呼気時よりもさらに横隔膜が上昇・腹壁が凹み，骨盤底が上昇する．（文献51より引用）

いる（図24）[51]．先行研究では骨盤底筋群は腹横筋と共同的に活動するという報告があり[52]，上肢または下肢の運動の際には，前述の腹横筋と同様に，主動作筋に先行して骨盤底筋群が活動することが明らかにされている[53,54]．つまり，骨盤底筋群も腹横筋と同様に体幹の安定化に寄与している．

　加えて，骨盤底筋群は恥骨直腸筋，恥骨尾骨筋，腸骨尾骨筋，深会陰横筋，浅会陰横筋，外肛門括約筋，外尿道括約筋，球海綿体筋，坐骨海綿体筋から構成されており，仙骨の運動にも関与することから，この筋の機能不全が仙腸関節障害の原因となる可能性がある．特に妊婦・経産婦においては，妊娠・出産時の負荷によって，腹横筋だけでなく骨盤底筋群の筋線維やそれを支配する末梢神経が損傷され機能不全を呈すことが多く，これが後々の腰痛や腹圧性尿失禁を惹起させる．腹圧性尿失禁とは，膀胱の機能には異常は認めず，尿禁制に関与している骨盤底筋群の機能不全により，咳やくしゃみで急激に上昇した腹腔内圧に抗することができず失禁してしまう症状である．腰痛をもつ女性患者のなかに腹圧性尿失禁を認め，それらの症状が妊娠・出産後から出現・増悪しているという訴えは少なくない．患者自身は腰痛と尿漏れが関連しているとの自覚はないので，治療者は腰痛者（特に妊産婦）に対しては骨盤底筋群の機能不全が潜んでいる可能性を考慮したうえで，評価・治療すべきである．

文献

1) 厚生労働省：国民生活基礎調査（平成10, 13, 16, 19, 22, 25年）. http://www1.mhlw.go.jp/toukei/h10-ktyosa/index_8.html, http://www.mhlw.go.jp/toukei/saikin/hw/k-tyosa/k-tyosa01/index.html, http://www.mhlw.go.jp/toukei/saikin/hw/k-tyosa/k-tyosa04/index.html, http://www.mhlw.go.jp/toukei/list/20-19-1.html, http://www.mhlw.go.jp/toukei/saikin/hw/k-tyosa/k-tyosa10/index.html, http://www.mhlw.go.jp/toukei/saikin/hw/k-tyosa/k-tyosa13/index.html（2015年10月閲覧）

2) 日本整形外科学会ほか監，日本整形外科学会診療ガイドライン委員会ほか編：定義. 腰痛診療ガイドライン2012, 南江堂, 東京, 11-15, 2012

3) Cordo PJ, et al : Properties of postural adjustments associated with rapid arm movements. J Neurophysiol 47 : 287-299, 1982

4) Friedli WG, et al : Postural adjustments associated voluntary arm movements 1.Electromyographic data. J Neurol Neurosurg Phychiatry 47 : 611-622, 1984

5) Friedli WG, et al : Postural adjustments associated with rapid voluntary arm movements. II. Biomechanical analysis. J Neurol Neurosurg Phychiatry 51 : 232-243, 1988

6) Hodges PW, et al : Three dimensional preparatory trunk

motion precedes asymmetrical upper limb movement. Gait Posture 11 : 92-101, 2000
7) Moseley GL, et al : Deep and superficial fibers of the lumbar multifidus muscle are differentially active during voluntary arm movements. Spine 27 : 29-36, 2002
8) Hodges PW, et al : Contraction of the abdominal muscles associated with movement of the lower limb. Phys Ther 77 : 132-142, 1997
9) Hodges PW, et al : Transversus abdominis and the superficial abdominal muscles are controlled independently in a postural task. Neurosci Lett 265 : 91-94, 1999
10) Lee LJ, et al : Anticipatory postural adjustments to arm movement reveal complex control of paraspinal muscles in the thorax. J Electromyogr Kinesiol 19 : 46-54, 2007
11) Hodges PW, et al : Altered trunk muscle recruitment in people with low back pain with upper limb movement at different speeds. Arch Phys Med Rehabil 80 : 1005-1012, 1999
12) Tsao H, et al : Reorganization of the motor cortex is associated with postural control deficits in recurrent low back pain. Brain 131 : 2161-2171, 2008
13) Hodges PW, et al : Experimental muscle pain changes feedforward postural responses of the trunk muscles. Exp Brain Res 151 : 262-271, 2003
14) Hides J, et al : Multifidus size and symmetry among chronic LBP and healthy asymptomatic subjects. Man Ther 13 : 43-49, 2008
15) Danneels LA, et al : CT imaging of trunk muscles in chronic low back pain patients and healthy control subjects. Eur Spine J 9 : 266-272, 2000
16) Kamaz M, et al : CT measurement of trunk muscle areas in patients with chronic low back pain. Diagn Interv Radiol 13 : 144-148, 2007
17) Wallwork TL, et al : The effect of chronic low back pain on size and contraction of the lumbar multifidus muscle. Man Ther 14 : 496-500, 2008
18) Chan ST, et al : Dynamic changes of elasticity, cross-sectional area, and fat infiltration of multifidus at different postures in men with chronic low back pain. Spine J 12 : 381-388, 2012
19) Gildea JE, et al : Size and symmetry of trunk muscles in ballet dancers with and without low back pain. J Orthop Sports Phys Ther 43 : 525-533, 2013
20) Hyun JK et al : Asymmetric atrophy of multifidus muscle in patients with unilateral lumbosacral radiculopathy. Spine 32 : E598-E602, 2007
21) Hides J, et al : Evidence of lumbar multifidus muscle wasting ipsilateral to symptoms in patients with acute/subacute low back pain. Spine 19 : 165-172, 1994
22) Barker KL, et al : Changes in the cross-sectional area of multifidus and psoas in patients with unilateral back pain: the relationship to pain and disability. Spine 29 : E515-E519, 2004
23) Ploumis A, et al : Ipsilateral atrophy of paraspinal and psoas muscle in unilateral back pain patients with monosegmental degenerative disc disease. Br J Radiol 84 : 709-713, 2011
24) Battié MC, et al : Is level- and side-specific multifidus asymmetry a marker for lumbar disc pathology? Spine J 12 : 932-939, 2012
25) Hodges P, et al : Rapid atrophy of the lumbar multifidus follows experimental disc or nerve root injury. Spine 31 : 2926-2933, 2006
26) Kim WH, et al : Changes in the cross-sectional area of multifidus and psoas in unilateral sciatica caused by lumbar disc herniation. J Korean Neurosurg Soc 50 : 201-204, 2011
27) Ota M, et al : Differences in abdominal muscle thicknesses between chronic low back pain patients and healthy subjects. J Phys Ther Sci 23 : 855-858, 2011
28) Ota M, et al : Relationship between the symptomatic side and atrophic side of abdominal muscle in unilateral chronic low back pain. J Spine Res 7 : 2016（in press）
29) 日本整形外科学会ほか監，日本整形外科学会診療ガイドライン委員会ほか編：治療．腰痛診療ガイドライン 2012，南江堂，東京，37-66，2012
30) Cherkin DC, et al : A comparison of physical therapy, chiropractic manipulation, and provision of an educational booklet for the treatment of patients with low back pain. N Engl J Med 339 : 1021-1029, 1998
31) Deyo RA, et al : A controlled trial of transcutaneous electrical nerve stimulation（TENS）and exercise for chronic low back pain. N Engl J Med 322 : 1627-1634, 1990
32) Frost H, et al : Randomised controlled trial for evaluation of fitness programme for patients with chronic low back pain. BMJ 310 : 151-154, 1995
33) Hayden JA, et al : Meta-analysis: exercise therapy for nonspecific low back pain. Ann Intern Med 142 : 765-775, 2005
34) Hayden JA, et al : Systematic review: strategies for using exercise therapy to improve outcomes in chronic low back pain. Ann Intern Med 142 : 776-785, 2005
35) Slade SC, et al : Unloaded movement facilitation exercise compared to no exercise or alternative therapy on outcomes for people with nonspecific chronic low back pain: a systematic review. J Manipulative Physiol Ther 30 : 301-311, 2007
36) van Tulder M, et al : Exercise therapy for low back pain: a systematic review within the framework of the cochrane collaboration back review group. Spine 25 : 2784-2796, 2000
37) Chou R, et al : Nonpharmacologic therapies for acute and chronic low back pain: a review of the evidence for an American Pain Society/American College of Physicians clinical practice guideline. Ann Intern Med 147 : 492-504, 2007
38) Wai EK, et al : Evidence-informed management of chronic low back pain with physical activity, smoking cessation, and weight loss. Spine J 8 : 195-202, 2008
39) Ferreira ML, et al : Comparison of general exercise, motor control exercise and spinal manipulative therapy for chronic low back pain: a randomized trial. Pain 131 : 31-37, 2007
40) Macedo LG, et al : Motor control exercise for persistent, nonspecific low back pain: a systematic review. Phys Ther 89 : 9-25, 2009
41) Tsao H, et al : Immediate changes in feedforward postural adjustments following voluntary motor training. Exp Brain Res 181 : 537-546, 2007
42) 太田　恵ほか：慢性腰痛患者に対する運動療法が生活の質に及ぼす影響．J Spine Res 1：1374-1378，2010
43) Ota M, et al : Effectiveness of lumbar stabilization exercises for reducing chronic low back pain and improving quality-of-life. J Phys Ther Sci 23 : 679-681, 2011
44) 太田　恵ほか：慢性腰痛患者に対する運動療法が体幹筋筋厚に及ぼす影響．臨整外 46：109-113，2011

45) 太田　恵ほか：慢性腰痛者に対する体幹深層筋に注目した運動療法の効果：腹筋群の筋厚と非対称性の変化. 日臨スポーツ医会誌 20：72-78, 2012
46) Ota M, et al：Effectiveness of lumbar stabilization exercises compared with traditional therapeutic exercises for chronic low back pain. J Spine Res 6：1385-1391, 2015
47) Mayer J, et al：Evidence-informed management of chronic low back pain with lumbar extensor strengthening exercises. Spine J 8：96-113, 2008
48) Ota M, et al：Age-rerated changes in the thickness of the deep and superficial abdominal muscles in women. Arch Gerontol Geriatr 55：e26-e30, 2012
49) Ikezoe T, et al：Effects of age and inactivity due to prolonged bed rest on atrophy of trunk muscles. Eur J Appl Physiol 112：43-48, 2011
50) Bergmark A：Stability of the lumbar spine. A study in mechanical engineering. Acta Orthop Scand Suppl 230：1-54, 1989
51) Sapsford R, et al：Rehabilitation of pelvic floor muscles utilizing trunk stabilization. Man Ther 9：3-12, 2004
52) Madill SJ, et al：Relationship between abdominal and pelvic floor muscle activation and intravaginal pressure during pelvic floor muscle contractions in healthy continent women. Neurourol Urodyn 25：722-730, 2006
53) Smith MD, et al：Postural response of the pelvic floor and abdominal muscles in women with and without incontinence. Neurourol Urodyn 26：377-385, 2007
54) Sjödahl J, et al：The postural response of the pelvic floor muscles during limb movements: a methodological electromyography study in parous women without lumbopelvic pain. Clin Biomech（Bristol, Avon）24：183-189, 2009

VII
スポーツ活動時の体幹筋の役割とその機能を向上させる方法とは？

今井 厚

1 スポーツ選手における体幹筋機能

　スポーツ選手が高い運動パフォーマンスを発揮するためには優れた体幹筋機能が必要であり，上・下肢の筋力がどれほど強くても運動連鎖の中心となる体幹筋機能が低ければ，体幹でのパワー産生や上・下肢への力の伝達が阻害される．特に，動きのなかで体幹・骨盤の位置や動きを調整する能力である体幹安定性[1,2]が重要で，スポーツ選手には動作に合わせて適切に体幹を固めたり動かしたりすることが求められる．この体幹安定性には，体幹の剛体化，脊柱・骨盤のアライメント調整や動作制御，姿勢保持などの要素が含まれ，体幹深層筋（ローカル筋）と体幹表層筋（グローバル筋）の共同収縮や協調性が必要となる．体幹安定性が向上することで，効率的な力の産生や伝達，なめらかで安定した動作，適切なバランス保持やリカバリーが可能となり，運動パフォーマンスの向上に貢献する．そのため，多くのスポーツ選手は体幹トレーニングに取り組み，体幹筋機能の強化を行っている．一方，体幹筋機能の低下した stabilizer 機能不全の状態では，力の伝達の非効率化や動作の安定性欠如を招き，運動パフォーマンスが低下するため，コンディショニングの一環として体幹トレーニングを行うことも重要である．

2 スポーツ選手の体幹筋の形態的特徴

　筋形態の評価は MRI による筋横断面積や超音波画像による筋肉の厚さの計測により行われる．野球，バレーボール，テニス，バドミントンなど体幹の回旋動作を反復する競技では，体幹筋の横断面積に左右差があり，非利き手側の腹直筋や腹斜筋群，腰方形筋が発達している[3〜7]．腹横筋や内腹斜筋は同側への回旋動作，外腹斜筋は反対側への回旋動作を行うため，一側性の回旋動作の反復により左右差が生じるといわれている．テニスやバドミントンは両側の回旋動作が行われるが，サーブやスマッシュは一方向であることや，フォアハンドの使用頻度が多いことから一側性の回旋動作と捉えることができる．また，野球では投手と打者ともに外腹斜筋に左右差はないが，側屈動作が頻繁に行われるテニスやバドミントン選手では非利き側の外腹斜筋や腰方形筋が特異的に発達している．

　一方，回旋動作を含む競技であっても体幹筋群に左右差がない競技もある．利き脚でボールを蹴ることの多いサッカー選手や[8]，同じ組み手で投げ技を行う柔道選手では体幹筋の横断面積に左右差はなく，左右ともに一般人よりも発達している[9]．

　以上のように，スポーツ選手の体幹筋は体幹トレーニングの影響だけでなく競技動作の反復により競技特異的に発達し，種目ごとに異なる体幹筋の形態的特徴を示す．

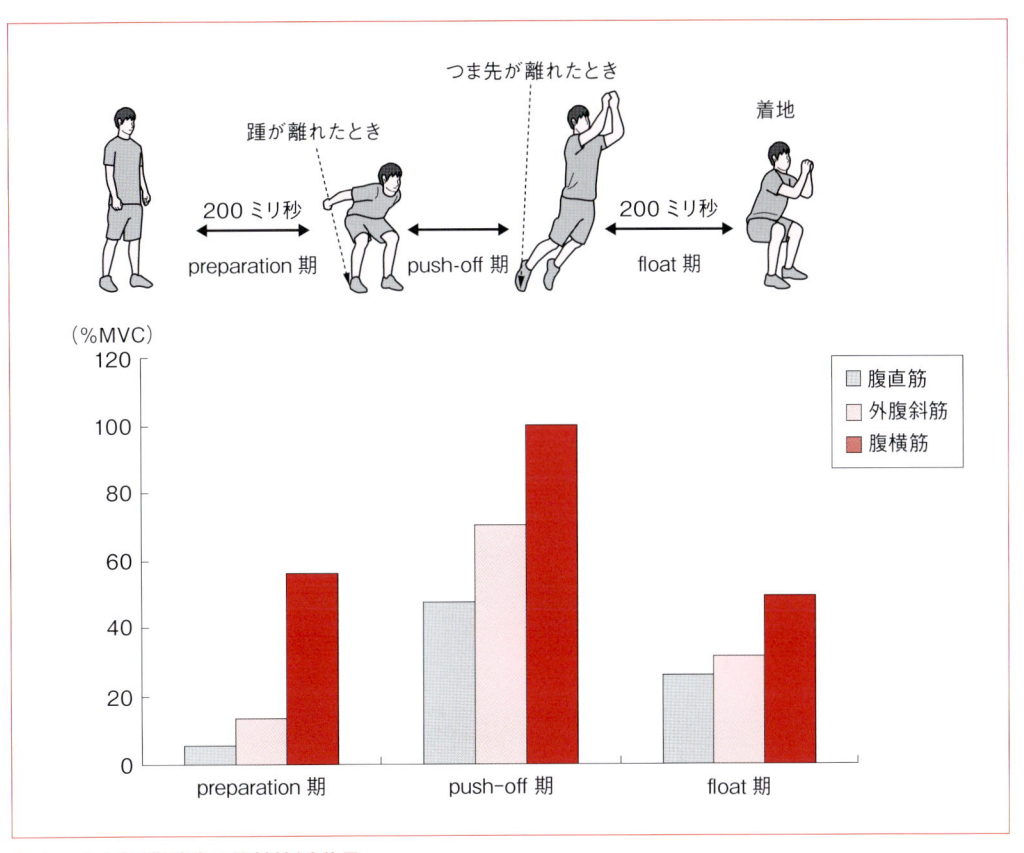

図1 ● 立ち幅跳び時の体幹筋活動量

preparation 期（踵が離れる200ミリ秒前から踵が離れるまでの区間）では腹横筋の活動が高く，push-off 期（踵が離れてからつま先が離れるまでの区間）で腹筋群の活動が増加し，float 期（つま先が離れてから200ミリ秒後までの区間）では腹筋群の活動が減少する．（文献10より引用）

3 スポーツ活動時の体幹筋活動様式

　各スポーツ動作時の体幹筋活動様式を以下に詳述する．先行研究では下肢や上肢の筋活動は調べられているが，体幹筋に着目した研究は少ない．四肢の動作だけではスポーツ動作は成り立たないため，動作中に体幹筋がどのような働きをしているのかを理解することは重要である．

1 ジャンプ動作時の体幹筋活動

　垂直跳びや立ち幅跳びでは，preparation 期において腹横筋が先に活動を開始することで地面に力を加え，その反力を受けるための準備が行われる（Ⅳ章の4参照）．続く push-off 期では，腹横筋，外腹斜筋，腹直筋の活動が高まって体幹の剛体化を図り（図1）[1]，地面反力を下肢から体幹と伝達しジャンプを行う[10]．離地後の float 期では空中での姿勢保持として体幹筋群が働くが，全体的に体幹筋の活動は減少していき，着地前に再度ローカル筋が活動し始める[11,12]．これは，接地時の大きな衝撃に対する体幹安定化の準備であり，接地後には体幹の

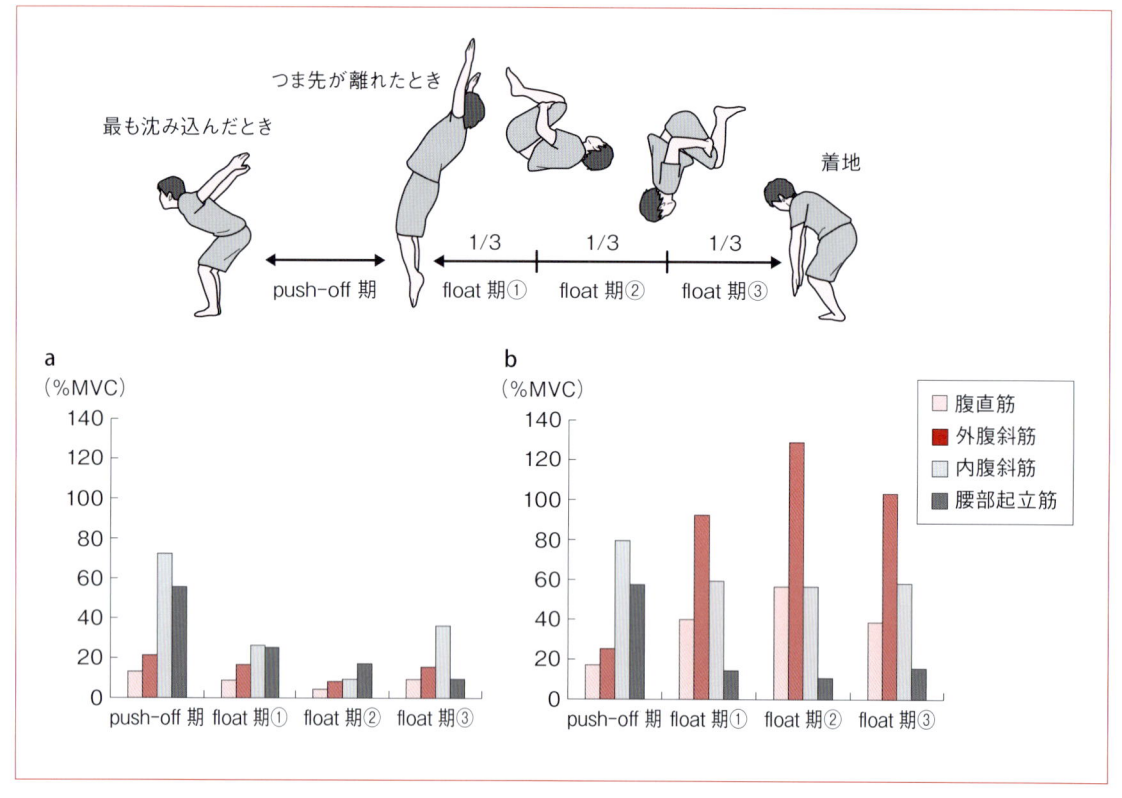

図2 ● 大学体操選手の跳躍動作時の体幹筋活動
a：垂直跳び，b：抱え込み後方宙返り．
push-off 期（最も沈み込んだ時点からつま先が離れるまで）では垂直跳びと抱え込み後方宙返りで同様の筋活動を示すが，抱え込み後方宙返りの float 期では腹直筋や外腹斜筋の筋活動が高まり，内腹斜筋は常に一定の筋活動量を示した．（文献 14 より引用）

動揺を防ぐための姿勢制御として脊柱起立筋や腹直筋の活動が高まる．

　ほかのスポーツ競技におけるジャンプ動作について，大久保らは，バレーボールのブロックジャンプにおいても垂直跳びと同様に push-off 期に体幹の筋活動が増大するが，float 期では筋活動が減少すると報告している[13]．一方，空中でのより動的な動作が含まれる体操の後方宙返りでは異なる筋活動様式を示し[14]，抱え込み後方宙返りの push-off 期では垂直跳びと同様の筋活動となるが，その後の float 期では腹筋群，特に外腹斜筋と腹直筋の活動が増加し，体幹を固定し下肢を引きつけることで後方へ回転する力を生み出す（図2）[14]．また，float 期の脚の引きつけの補助や抱え込み姿勢保持のために内腹斜筋が常に活動している．

2 バレエのパッセピボット時の体幹筋活動

　片脚立位にて遊脚側方向へ回転するバレエのパッセピボット動作（右脚をあげる場合は上から見て時計回りに上肢を振り出す力で右回旋を行う）では，片脚立位になるまでの準備期において回転方向と同側の内腹斜筋の活動が高まり，上肢からの力を下肢へと伝えるとともに片脚立位になるための体幹安定化に作用する（図3）[15]．また，ターン全体を通して内腹斜筋の活動は大きく，片脚立位の安定化や脊柱・骨盤のアライメント保持に貢献している．

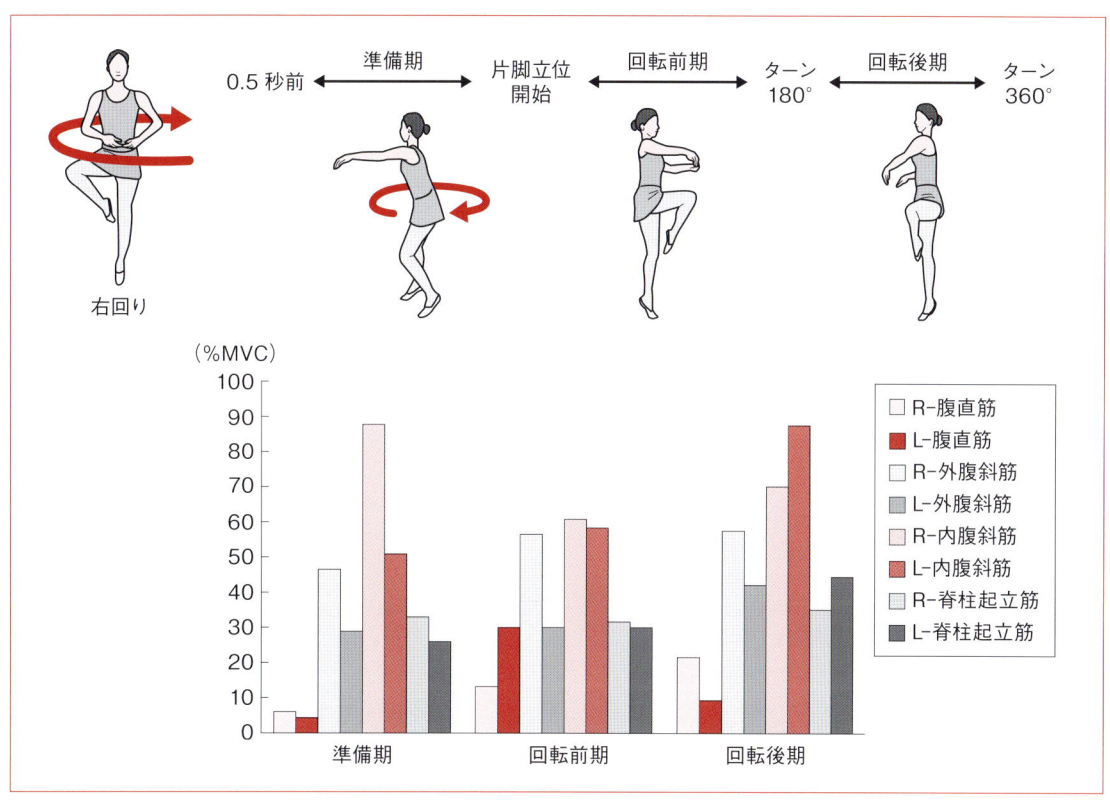

図3 ● バレエ選手におけるパッセピボット時の体幹筋活動

準備期（片脚立位開始前の500ミリ秒区間）では遊脚側の内腹斜筋に活動が高まり，回転後期（ターン180〜360°）で支持側の内腹斜筋の筋活動が高まる．（文献15より引用）

3 テニスサーブ時の体幹筋活動

　テニスのサーブ動作は，トスを上げた後に膝の屈曲が最大かつ肘の位置が最も低くなった時点までのloading期，肩関節が最大外旋位となるまでのcocking期，ボールインパクトまでのacceleration期，インパクト後のfollow through期に分類される．

　サーブ動作時の体幹筋活動様式は図4[16,17]に示したように，loading期では下肢で力を発揮するための準備となり姿勢制御として体幹筋が活動し，続くcocking期とacceleration期では体幹筋の活動が活性化し活動量が高まっていく[16,17]．右利きの選手の場合，cocking期において体幹の右側屈と右回旋から左側屈と左回旋動作へと切り替わるため，左側の外腹斜筋と内腹斜筋の活動が高まる．初期は体幹右側屈の制御や下肢による力発揮のための体幹安定性増加として働き，後期には下肢からの力を受け，体幹の左側屈・回旋に働くことで動作の速度を上げていく．その際に左腹直筋の活動も増加するが，体幹伸展の制御から屈曲動作への移行のために作用する．その後のacceleration期には右側の腹筋群も活動が高まり，体幹屈曲作用と骨盤の固定や体幹の安定性を高めるために作用し，力を上肢，ラケットに伝達し，ボールを打つ．インパクト後のfollow through期には腹筋群の活動は低下し，背筋群の活動により体幹屈曲や回旋動作の制御が行われる．

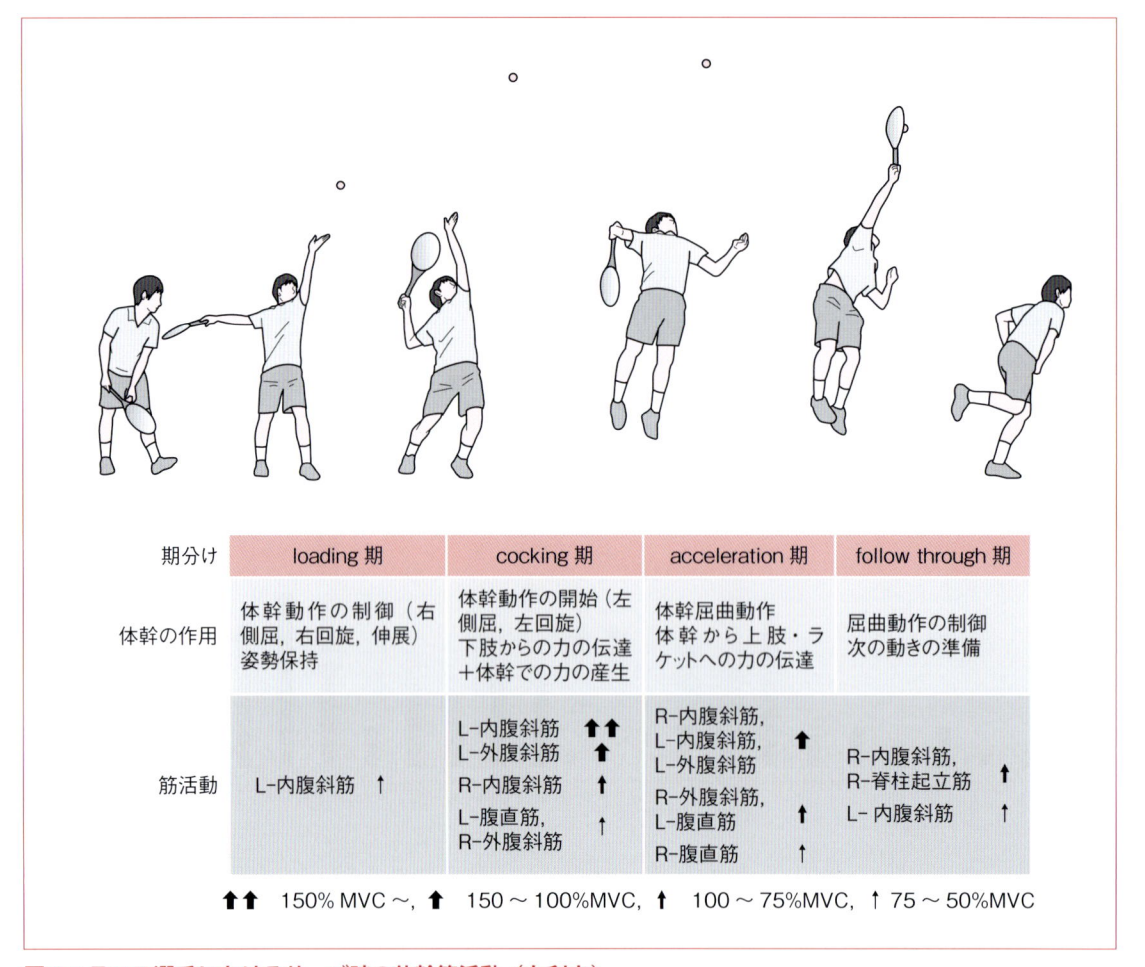

期分け	loading 期	cocking 期	acceleration 期	follow through 期
体幹の作用	体幹動作の制御（右側屈，右回旋，伸展）姿勢保持	体幹動作の開始（左側屈，左回旋）下肢からの力の伝達＋体幹での力の産生	体幹屈曲動作 体幹から上肢・ラケットへの力の伝達	屈曲動作の制御 次の動きの準備
筋活動	L-内腹斜筋 ↑	L-内腹斜筋 ⇑⇑ L-外腹斜筋 ⇑ R-内腹斜筋 ⇑ L-腹直筋， ↑ R-外腹斜筋	R-内腹斜筋， L-内腹斜筋， ⇑ L-外腹斜筋 R-外腹斜筋， L-腹直筋， ↑ R-腹直筋	R-内腹斜筋， R-脊柱起立筋 ⇑ L-内腹斜筋 ↑

⇑⇑ 150% MVC 〜， ⇑ 150 〜 100%MVC， ↑ 100 〜 75%MVC， ↑ 75 〜 50%MVC

図 4 ● テニス選手におけるサーブ時の体幹筋活動（右利き）

右利きの選手の場合，loading 期では左の内腹斜筋の活動が高まり，cocking 期で左の内腹斜筋の活動がさらに増え，左の外腹斜筋の活動も高まる．acceleration 期では腹筋群全体の活動が増加し，follow through 期では右の脊柱起立筋と内腹斜筋の活動が高まる．（文献 16，17 より引用）

　また，レベルの高い選手では動作時の体幹伸展角度が小さく，腹直筋や外腹斜筋の活動が大きくなることから[17]，サーブ動作時に過度な伸展をせずに脊柱の動きを制御し，そこからの側屈と回旋動作を利用して下肢，体幹，上肢，ラケットの順に適切に力を伝えていることがわかる．

4 バドミントンのサイドアームストローク時の体幹筋活動

　バドミントン競技におけるサイドアームストロークのフォアハンドでは，acceleration 期に利き手と反対側の腹横筋（ワイヤ電極計測）と外腹斜筋の筋活動が高まり，主に体幹の回旋動作や回旋動作の制動に関与している．一方，バックハンドでは，同側の腹横筋と外腹斜筋の活動が高まり，フォアハンドとは反対の活動様式を示す（図 5）[18]．オーバーヘッド動作のように体幹の屈曲作用は必要ないため腹直筋の活動は常に低く，テイクバックからの体幹の回旋の振り戻し動作に腹横筋や外腹斜筋が働き，下肢からの力を体幹で増大させて上肢・ラケットへ

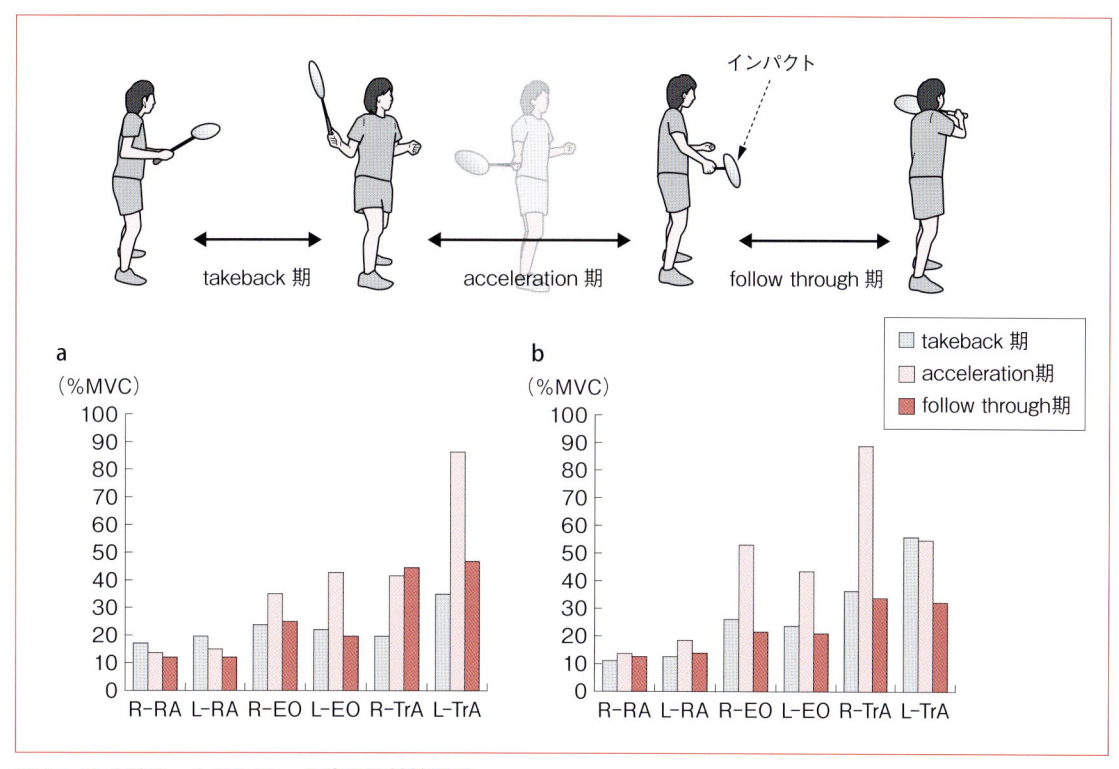

図5 ● サイドアームストローク時の体幹筋活動
a：フォアハンド，b：バックハンド．
RA：腹直筋，EO：外腹斜筋，TrA：腹横筋．
takeback期（動作開始から肩関節最大伸展位まで）では体幹筋群の活動が低いが，acceleration期（肩関節最大伸展位からシャトルインパクト）にフォアハンドでは左側の腹横筋と外腹斜筋，バックハンドでは右側の腹横筋と外腹斜筋の活動が高まる．（文献18より引用）

と伝えている．

5 水中のバタ足時の体幹筋活動

　水中でのバタ足キック動作時の筋活動解析の結果を図6[19]に示す．バタ足動作中には腹直筋はほとんど活動せず，股関節伸展から屈曲への切り替え時に内腹斜筋が大きな活動を示した[19,20]．腹直筋が働くと体幹が屈曲し，不必要な抵抗が生じるとともに下肢の動作を行うための固定点がなくなり，効率的な動作が行えなくなる．よって，股関節の動きの切り替え時に生じる体幹の動揺や回旋モーメントに対し，体幹の姿勢制御を行うとともに股関節屈曲の起点となるためには，このタイミングで内腹斜筋が活動することが必要となる．股関節屈曲が遅れると次のキックをなめらかに行うことができず，効率的な推進力を得ることができないため，体幹の過伸展による腰部への負担も大きくなる．つまり，バタ足で速く泳ぐためには，股関節伸展から屈曲への切り替え時に，体幹を安定させ股関節の動作を調節するための内腹斜筋の活動が重要となる．

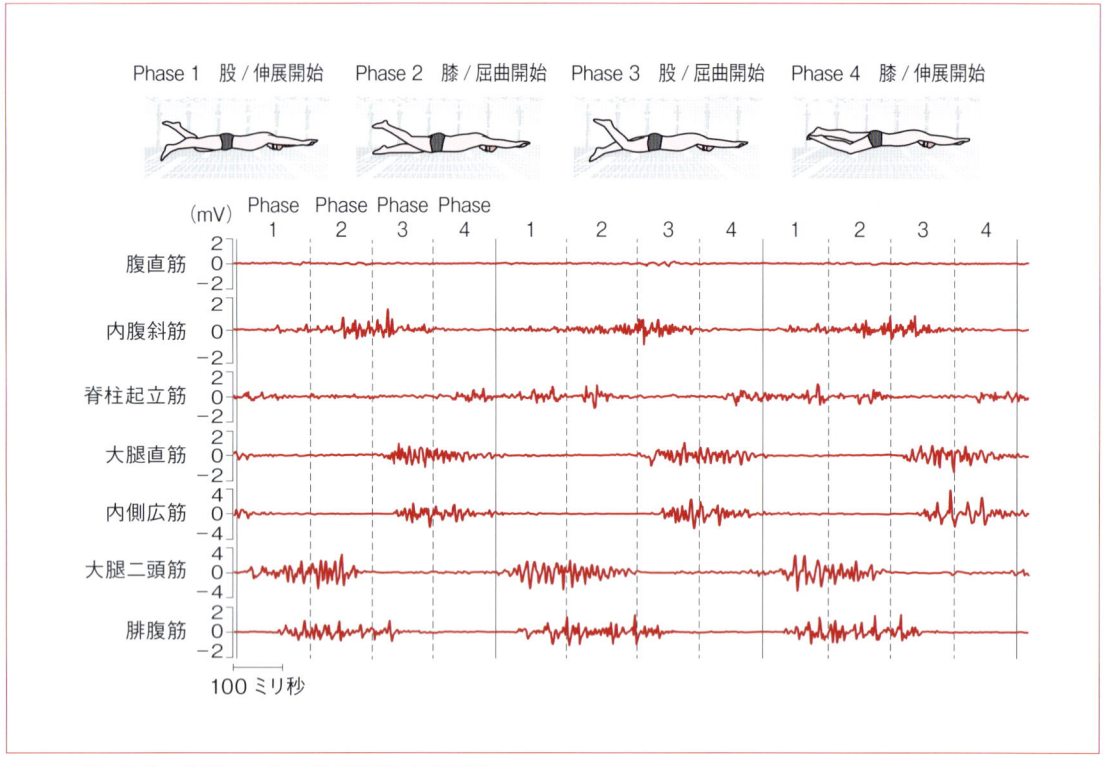

図6● バタ足時の体幹・下肢の筋活動波形（右側）

Phase 1〜2で大腿二頭筋と腓腹筋が活動し，股関節伸展から屈曲へと切り替わるPhase 2の後半からPhase 3の前半にかけて内腹斜筋が活動し，その後大腿直筋や内側広筋といった股関節屈曲・膝伸展に関与する筋が活動する．（文献19より引用）

4 体幹筋機能と運動パフォーマンスとの関連

1 体幹筋機能テスト

　体幹筋機能の評価としてさまざまな評価方法が実施されているが（表1），主に体幹筋持久力テストが用いられている．体幹筋持久力テストとして，McGillの提案するtrunk flexionテスト，trunk extensionテスト，side bridgeテストが主流であったが[21,22]，近年ではfront bridge（elbow-toe）やback bridge，side bridgeの3種類の姿勢保持テストによって体幹筋機能を評価している研究もある．

　その他の体幹筋機能テストとしては，体幹安定性の評価となるSahrmannテスト[23]や，バイオデックスなどを使用した等速性・等尺性筋力測定，動的バランステストとして行われるstar excursion balance testが行われている．Sahrmannテストはバイオフィードバックを用いて適切な腰椎骨盤位置を保持しながら下肢の動作を行うテストであり，臨床現場や研究において多く利用されている．また，片脚立位を保持した状態で反対側の脚を各方向に伸ばし，その到達距離を計測するstar excursion balance testも体幹筋機能テストとして捉えられる．

表1 ● 体幹筋機能テストの種類

体幹筋持久力テスト	体幹筋力テスト	体幹安定性テスト	ファンクショナルテスト
• trunk flexion • trunk extension • side bridge • front bridge • back bridge • double leg lowering	• 等速性筋力テスト • 等尺性筋力テスト • sit-up テスト	• Sahrmann テスト	• star excursion balance test

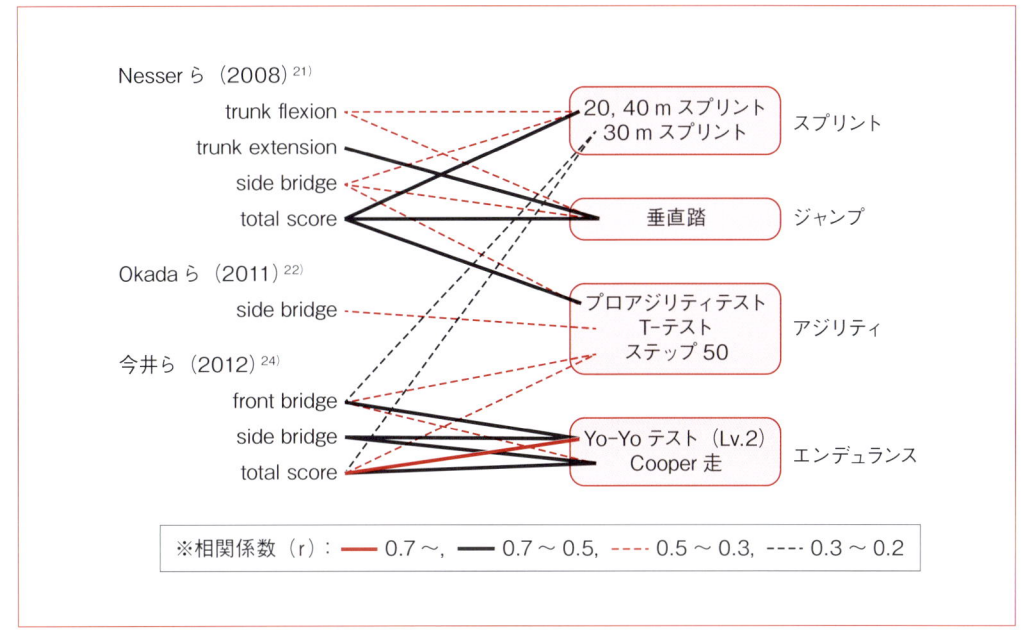

図7 ● 体幹持久力テストと運動パフォーマンスとの関連性

front bridge と side bridge のスコアを合わせた total score で持久系テストと強い相関，front bridge と side bridge では持久系テストと中程度の相関を認めた．trunk flexor，trunk extension，side bridge を合わせたスコアではスプリント，ジャンプ，アジリティと中程度の相関を認め，それ以外の項目とは弱い相関となっている．

2 体幹筋機能テストと運動パフォーマンスの関連性

　体幹筋機能と運動パフォーマンスとの関連性を調査した研究結果として，体幹筋持久力テストとスプリント，アジリティ，垂直跳びに中程度の相関[21,22]，長距離走との間に中〜強い相関[24]を認めている（図7）．走動作における体幹の捻りなどの無駄な動きや，方向転換時の体幹の動揺や振れ幅は運動パフォーマンスに悪影響を及ぼすこと[25,26]からも妥当な結果であり，体幹筋機能がスポーツ動作時の動作制御に重要であるといえる．

　しかし，体幹筋機能テストと運動パフォーマンス間に相関がないとする報告もあり[27〜29]，上述した体幹筋機能テストでは運動パフォーマンスに求められる体幹機能を適切に表現できていない可能性もある．筋持久力テストは一定の姿勢を保持するテストであり，長距離走とは強い関連性があったが，それ以外の項目とは中〜弱い関連性であった．スプリントやアジリティなどでは瞬時に体幹の位置や動作を調整する能力が求められるため，今後は運動パフォーマン

ス時の体幹筋機能に適した新たな体幹筋機能テストを発案する必要がある．

3 体幹筋機能の向上は運動パフォーマンスを向上させるか？

「体幹筋機能を向上させると，運動パフォーマンスも向上する」という考えは理論的には正しいはずである．体幹筋機能が向上することで，運動時の体幹安定性が増し，効率的な力の産生や伝達，安定した四肢の動作，卓越したバランスリカバリーが可能となり，運動パフォーマンスは向上すると考えられる．しかし，必ずしも体幹筋機能テストの向上と運動パフォーマンスの向上との間には相関を認めないという研究も多い．

Stanton らは，6 週間の体幹トレーニングにより Sahrmann テストは向上したが，ランニング時の効率性や姿勢には変化がなかったとし[23]，Tse らは，8 週間の体幹トレーニングにより side bridge テストの保持時間は向上したが，垂直跳び，スプリント，2,000 m ローイングテストに変化はなかったと報告している[30]．また，Parkhouse ら[31]や Jamison ら[32]も 6 週間の体幹トレーニングにより体幹筋持久力テストは向上したが，運動パフォーマンスの向上はなかったと報告している[31,32]．

一方で Butcher らは，9 週間の体幹トレーニングで体幹筋テストが向上し，垂直跳び能力も向上したと報告し[33]，Sharma らも 9 週間の体幹トレーニングにより体幹安定性とバレーボールのブロックジャンプ高が向上したと示している[34]．その他にも体幹筋機能テストは実施していないが，体幹トレーニングの介入によって運動パフォーマンスが向上したとする報告は散見され，Imai らは 12 週間の体幹トレーニングによって Cooper 走やリバウンドジャンプの向上がみられたとし[35]，Sato らは 6 週間の体幹トレーニングで 5,000 m 走のタイムが短縮したと報告している[36]．

以上のように体幹トレーニングの運動パフォーマンスに及ぼす影響については一致した見解は得られていないが，体幹トレーニング実施によって姿勢や体軸の安定とそれに伴うスポーツ動作の安定化などを実感している選手は多い．先行研究において体幹トレーニング，特に体幹安定化運動によるバランス機能の向上は数多く報告されていることからも[31,35,37~39]，体幹筋機能の向上によってバランスリカバリーの向上や競技動作の安定化といった運動パフォーマンスの向上につながるだろう．

しかし，不適切なトレーニング内容や方法で行った場合には運動パフォーマンスが向上しない可能性がある．先行研究で必ずしも一致した見解が得られていない要因として，介入トレーニングの種類やトレーニング期間，頻度が異なることも関係している可能性がある．体幹トレーニングにはさまざまな種類があるが，トレーニング効果は特異性の原則に則って現れるため，どのトレーニング方法を選択するかは非常に重要な要因である．先行研究でもグローバル筋の筋力向上を目的としたエクササイズのみでは効果が得られていないことが多く，運動パフォーマンスの向上にはローカル筋とグローバル筋の適切な活動や動作時の体幹筋群の協調性の向上が必要となる．

腹筋背筋運動	体幹安定化運動
・脊柱の屈曲や伸展の反復 ・低〜高負荷 ・グローバル筋の活動 例）sit-up, back extension	・脊柱の動き最小限 ・低〜中負荷 ・ローカル筋の活動 例）side bridge, back bridge
・体幹と上・下肢との運動 ・低〜高負荷 ・下肢と体幹筋の協調性 例）メディシンボールスロー, 　　ケーブルエクササイズ **コーディネーションエクササイズ**	・不安定面の使用 ・中〜高負荷 ・グローバル筋優位 例）バランスボール, TRX® **不安定面エクササイズ**

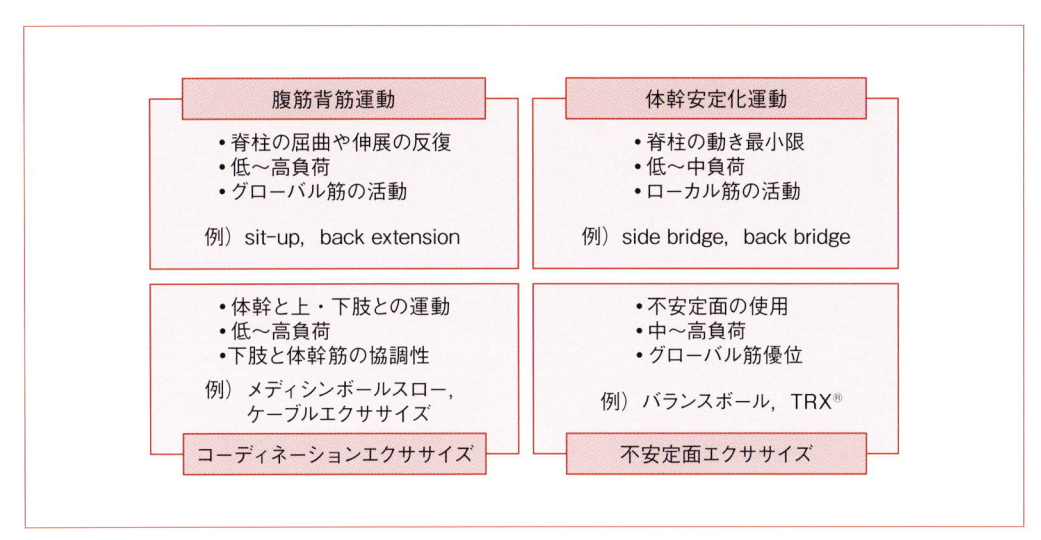

図8 ● 体幹トレーニングの分類

5 体幹トレーニングのさまざまな方法とその評価

1 体幹トレーニングの分類

　スポーツ現場ではさまざまな体幹トレーニングが行われているが，動作形態や筋収縮の種類，筋収縮スピード，ツールの使用などの特性から4種類に分類できる（図8）．①腹筋背筋運動は，sit-upやback extensionのように主にグローバル筋によって体幹の屈曲や伸展，回旋動作を反復するトレーニングで，グローバル筋の筋力向上を目的としたトレーニングである．②体幹安定化運動は，side bridgeやback bridgeなどの脊柱の動きを最小限に抑えたエクササイズで，主にローカル筋に働きかけ体幹安定性を向上させるトレーニングであり，強度を上げるとグローバル筋との共同収縮もみられる．これらは上・下肢の位置を保持する静的なエクササイズと体幹を安定させて上・下肢を動かす動的なエクササイズがある．ピラティスやヨガといったエクササイズも体幹安定化運動の一種として捉えられる．③コーディネーションエクササイズは，メディシンボールスローやケーブルエクササイズなどのよりダイナミックで複数の筋群を使用するエクササイズである．これは全身もしくは体幹と上肢，体幹と下肢の筋群を連動させ，効率的に大きな力を発揮したり，力を伝達したりするための筋の協調性を向上させることを目的としたトレーニングとなる．プライオメトリクスもコーディネーションエクササイズに含めることができる．④不安定面エクササイズは，さまざまな体幹トレーニングをバランスボールやTRX®などの道具を使用して不安定性（動揺性）を増加させて行うエクササイズで，不安定ななかでも体幹を安定させる力を発揮したり，バランスを保持したりすることを目的としたトレーニングである．

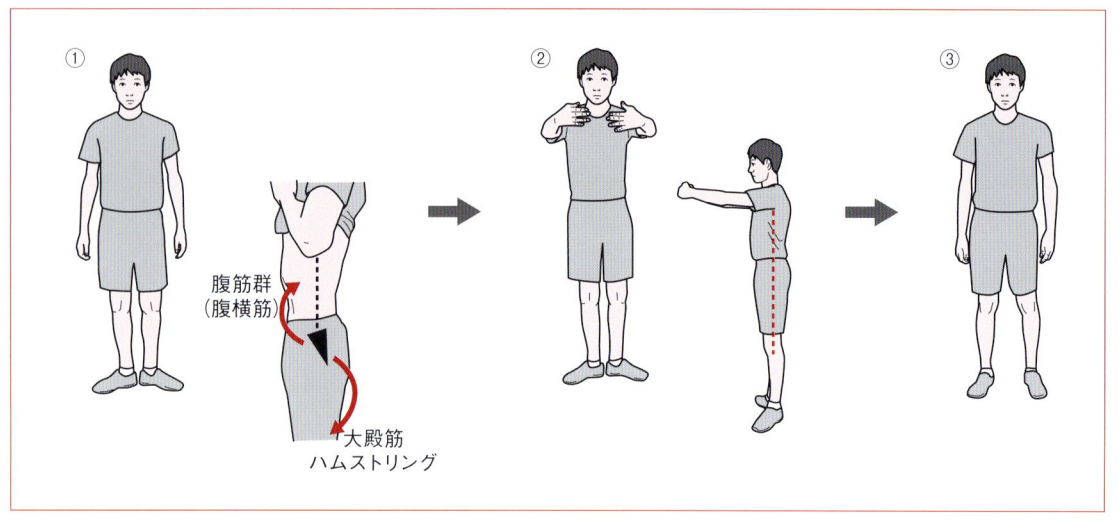

図9● 白樺のポーズ
①踵をつけ，つま先を開いて立ち，腹横筋と殿部に力を入れて骨盤を後傾させ，腰椎を直線化させる．
②胸の前で大木を抱くように構えてバランスを整える．
③手と足を元の位置に戻して完成．

2 トレーニング時の姿勢

1）白樺のポーズ

　体幹トレーニングを行う際には脊柱や骨盤の適切なアライメントで行う必要がある．特に体幹安定化運動では最も重要な点であり，これができていない場合は単なるグローバル筋の筋力トレーニングとなってしまい本来の目的を失ってしまう．それでは，適切なアライメントとはどのような姿勢なのだろうか．脊柱は体幹部への衝撃を緩衝できるようにS字ラインとなっているが，地面からの反発力を緩衝せずに全身に伝えるためには脊柱をストレートにしたほうが効率的である．体操では「白樺のポーズ」（図9）と呼ばれる骨盤を立てて脊柱をストレートに保つ姿勢があり，現在ではその他の競技にも応用されている．この白樺のポーズで脊柱・骨盤アライメントを保持した姿勢で体幹トレーニングを行うことが，運動パフォーマンス向上のためには重要となる．

3 腹筋背筋運動

　腹筋背筋運動では，挙上回数と脚や手の位置により負荷を設定していく．体幹動作の最終域まで行う必要はなく，実際のスポーツ動作で行う可動域の範囲内でトレーニングする．また，常にローカル筋を収縮させてから行うようにし，グローバル筋のみで動作を行わないことや，トレーニング中の腹筋や背筋群に遠心性収縮が加わる際には腰椎の過伸展や過屈曲にならないように骨盤と脊柱の動きを制御することが必要となる．エクササイズの一部を図10に示す．

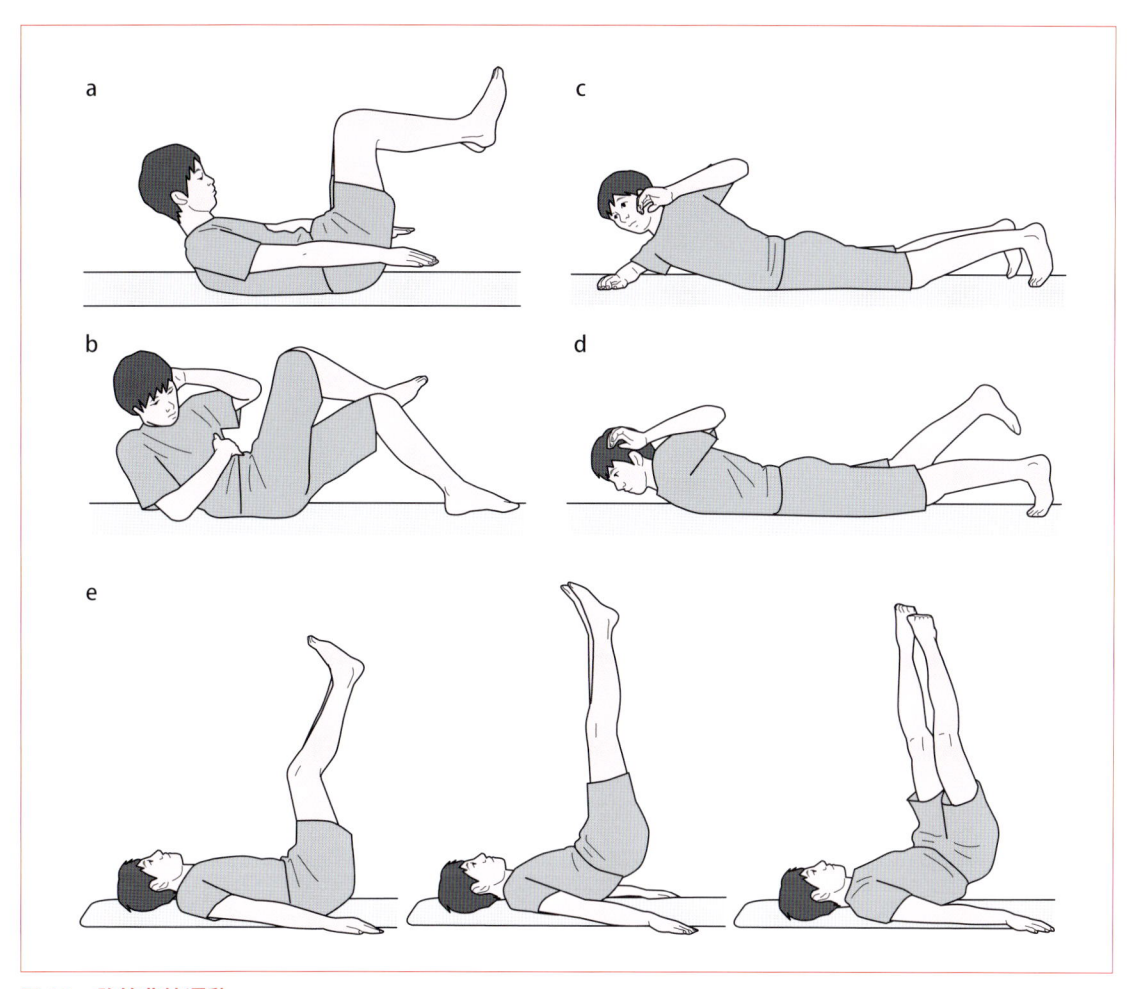

図10 ● 腹筋背筋運動
a：curl up，b：crunch ローテーション，c：back extension ローテーション，d：back extension 対側上・下肢挙上，e：hip raise.

4 体幹安定化運動

　　体幹安定化運動は，「広い支持面から狭い支持面」，「短い保持時間から長い保持時間」，「ゆっくりから速く」，「保持から動的」が負荷設定の変化となる．トレーニング中は通常の呼吸を意識し，呼吸とは独立してローカル筋を活動させるようにする．基本となる試技を確実にできるようになってから次の段階へ移行することが重要で，不十分なまま段階を上げるとローカル筋の収縮が得られないだけでなく不良姿勢を覚えてしまう可能性もあるため注意が必要である．また，トレーニング中の姿勢は自分ではわからず，自分では体幹が真っすぐだと思っていてもそうでないことが多いため，ペアでのトレーニングを行い客観的に評価してもらいながら実施する．体幹安定化運動の最も基本的な内容である draw-in や hand-knee についてはⅥ章，体幹安定化運動時の体幹筋活動についてはⅣ章を参照してもらいたい．

1）prone bridge（elbow-toe / elbow-knee）

　　腹臥位にて前腕とつま先（膝）で体を支えるエクササイズで，elbow-toe のほうが elbow-

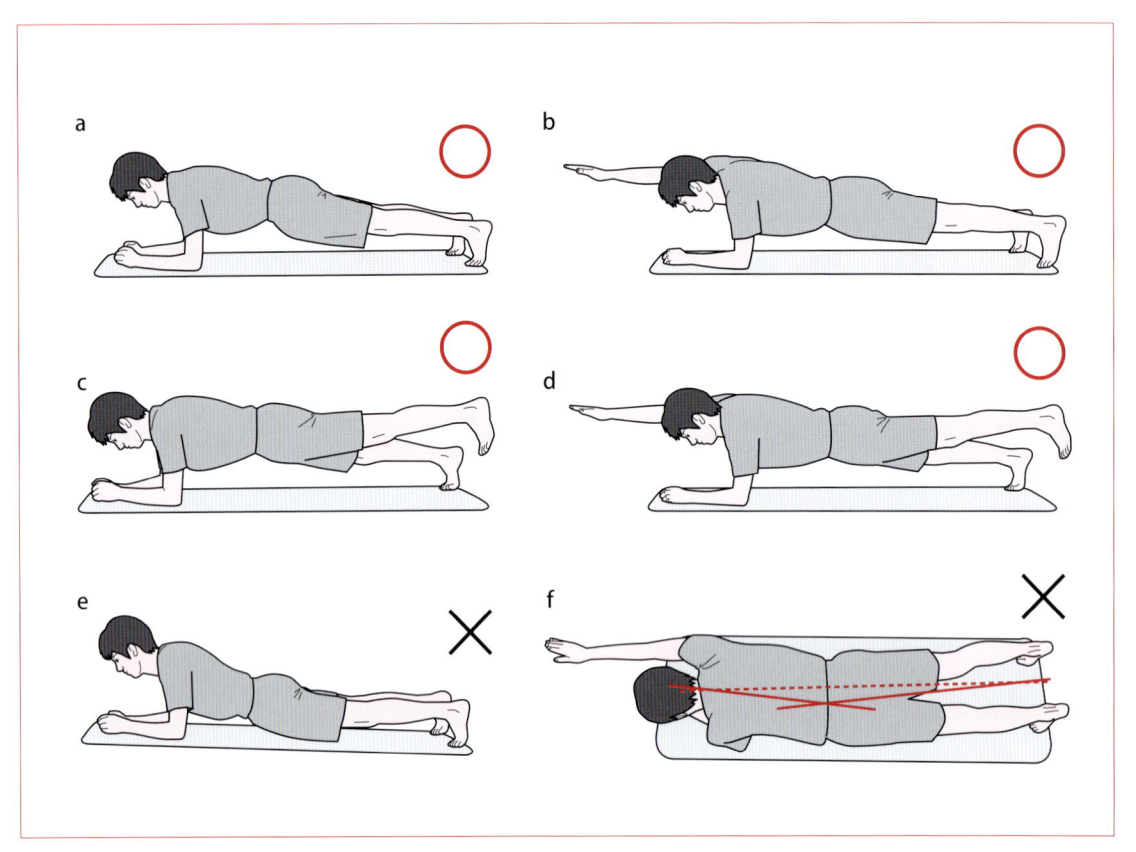

図 11 ● elbow-toe
a：基本姿勢，b：基本姿勢からの上肢挙上，c：基本姿勢からの下肢挙上，d：基本姿勢からの対側上・下肢挙上，e：不良姿勢（下腹部の筋収縮が弱く，殿部が落ち，腰が反った状態，f：不良姿勢（上肢や下肢の挙上時に重心を外側にずらしてバランスを保とうとしている）．

knee よりも腹直筋や腹斜筋群の活動が高く，試技の難易度も高い．基本姿勢となる4点支持でしっかりと適切な体幹のポジションを覚え，そのときの体幹の位置を変えずに体幹のポジションを保持した状態で上肢や下肢の挙上を行う（図11）．上・下肢の挙上時には体幹の回旋動揺性が増すため，腹横筋や内腹斜筋の活動が不十分だと，重心をずらしてバランスを保持したり，骨盤の回旋が生じたりしてしまう．また，腹横筋の活動が低いと腰を反った状態になり，椎間関節での構築的安定性に頼ることになり，機能的安定性を必要としないため目的とした筋群への刺激が得られない．そのため，腹横筋などの腹斜筋群を意識して体幹を真っすぐに保ち，回旋の制御と重心の側方への移動を防ぐようにする．

2）side bridge

側臥位にて前腕と足部で体を支え，股関節外転筋や内転筋とともにトレーニングできるエクササイズである（図12）．基本姿勢では中殿筋も活動し，上方の脚をあげると腹斜筋群とともに中殿筋の活動も増す．また下方の脚をあげ上方の足部で支えると，内転筋群の活動が増加する．試技中は体が一直線になるように支えるが，矢状面，前額面，水平面のいずれにおいても姿勢が崩れないようにしなければならないため，ほかの試技と比べて姿勢保持は難しくなる．殿部が下に落ちて体が真っすぐになっていない場合は，腹横筋を含む腹斜筋群の収縮が弱い可能性がある．また，腰を丸めてしまう場合は腹直筋の活動まで含まれるため，殿部を前に出

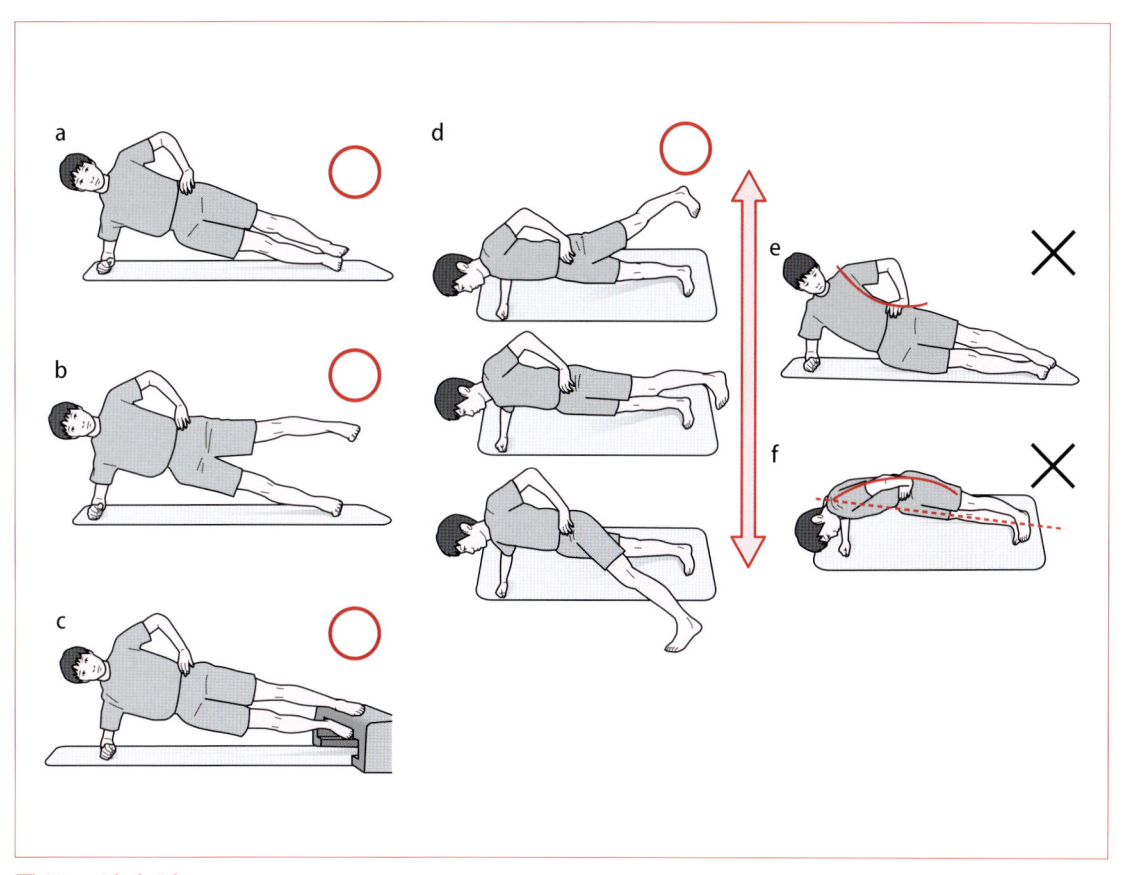

図 12 ● side bridge
a：基本姿勢，b：上側の下肢挙上，c：下側の下肢挙上，d：スイング，e：不良姿勢（腹斜筋群や中殿筋の収縮が弱く，お尻が落ち，側屈している），f：不良姿勢（体幹の屈曲が強く，不適切なポジションとなっている）．

し，腹直筋による体幹屈曲作用が起こらないようにする．その際に殿部だけ前に出して腰を反らないように，draw-in を行い白樺のポーズを意識して行う．

3）back bridge

背臥位にて殿部を持ち上げるエクササイズで，背筋群や大殿筋，ハムストリングといった背面の筋群を動員する（図 13）．腹横筋の収縮により多裂筋の収縮力も増すので，背面だけでなく腹筋群，特に腹横筋も常に意識して行う．大殿筋や背筋群の収縮が弱いと殿部が落ちて効果的なトレーニングとならないため，トレーニング中は殿部が下がらないようにする．また，下肢の挙上や外転時に骨盤の回旋が生じる場合は腹横筋の収縮が不十分であるため，骨盤の回旋が起こらないようにしっかりと draw-in した状態で行うようにする．

4）その他のトレーニング

前述したトレーニングは姿勢を保持した状態からの四肢の動作であるが，外乱への応答としてより瞬間的に体幹を安定させるトレーニングを行う．特に，外乱が生じた際に適切に体幹筋群を働かせ，姿勢や動作のコントロールを行うことが重要となる．図 14 に示したトレーニングでは，トレーニング実施者が立位からペアのほうへ向かって倒れていき，ペアはそれを受け止めて押し返す．ペアが受け止めたときの衝撃で腰が反ったり，横に折れたりしないよう体幹を安定させる．また，腹横筋を予備緊張させておくことで外乱に即座に対応して体幹を安定さ

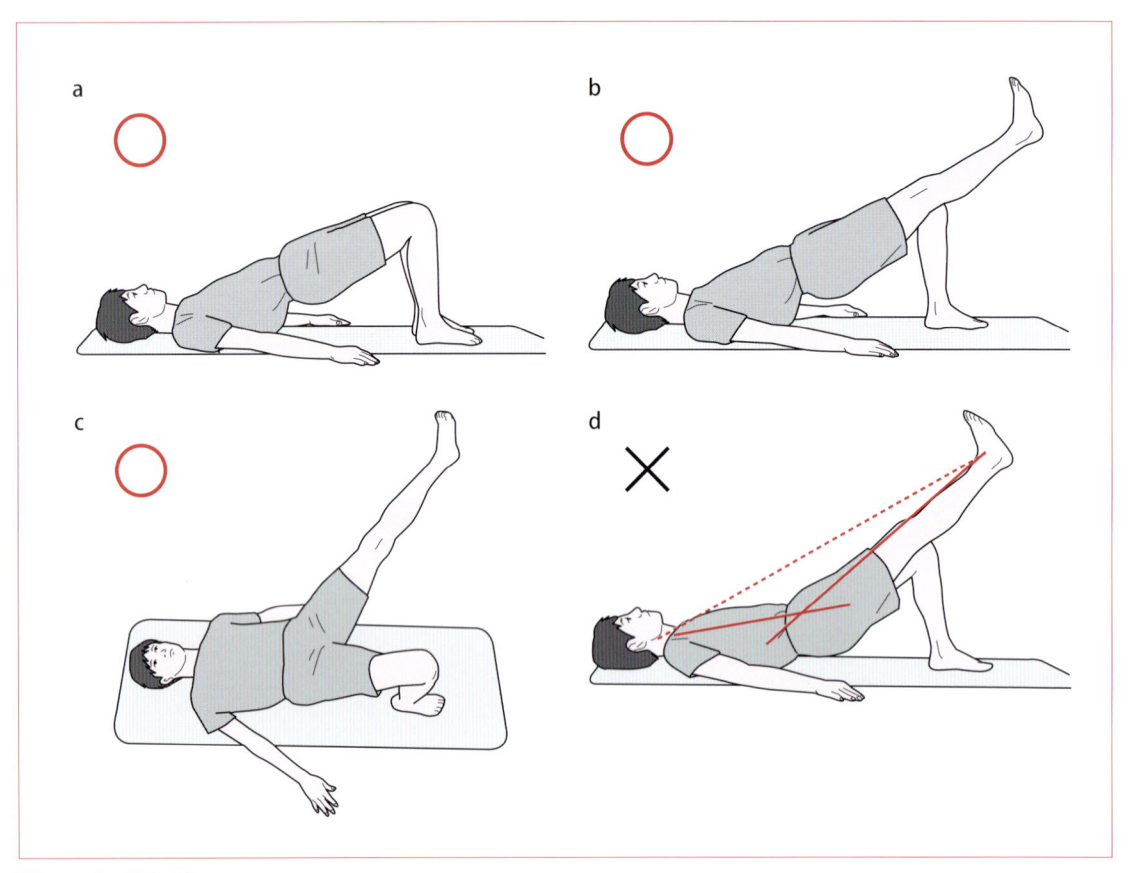

図 13 ● back bridge
a：基本姿勢，b：基本姿勢からの下肢挙上，c：下肢挙上からの股関節外転，d：不良姿勢（大殿筋や背筋群の収縮が弱く，殿部が落ちている）．

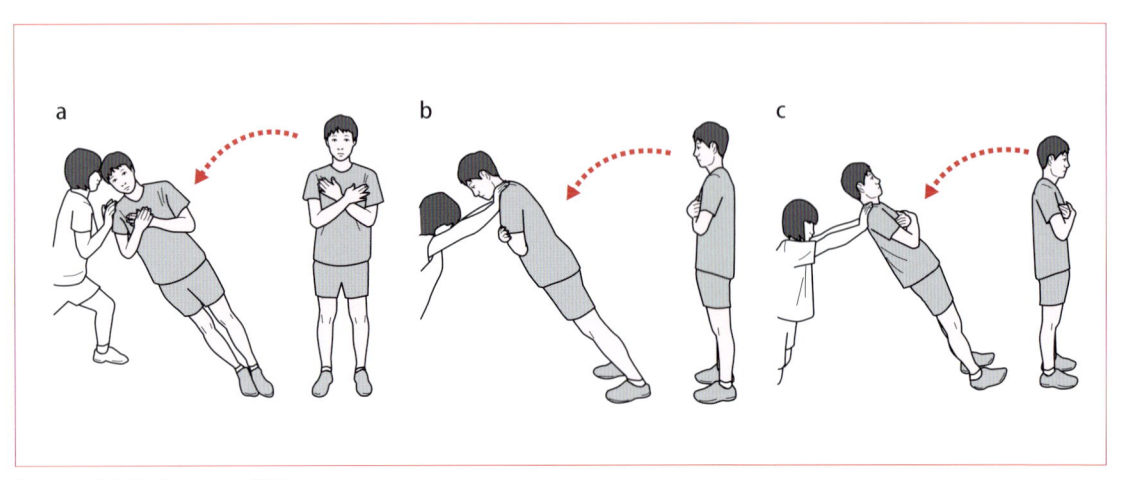

図 14 ● 応用トレーニング①
a：側方，b：前方，c：後方．
立位から各方向へ倒れていき，ペアの人が受け止めて押し返すが，そのときの衝撃に対して体幹が反ったり，殿部が落ちたりしないように体幹を安定させる．

せることが可能となる．以上のトレーニングを前方，後方，側方を行う．その他のトレーニング方法を図 15 に示す．図 15a，b は，図のような姿勢でペアが足部を持ち，左右どちらか一

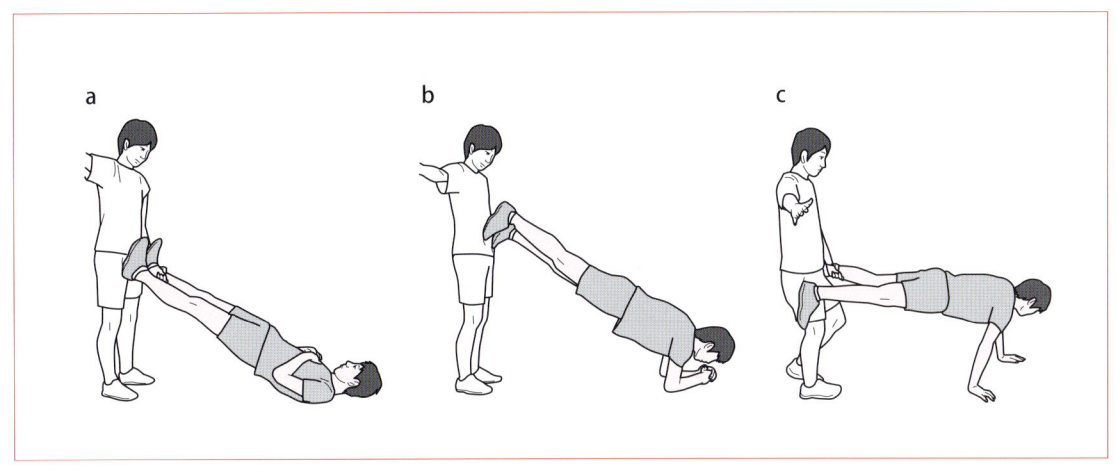

図15 ● 応用トレーニング②
a：上向き，b：下向き，c：手押し車．
a, b：ペアの人が両脚を保持しているが，左右いずれかの脚を離した瞬間に体幹筋を働かせて元の位置に戻して保持する．
c：手押し車では，体幹筋により片脚を支えつつ適切な体幹のポジションをとりながら進んでいく．腰が反ったり，殿部を上に突き出したりせずに行う．

方を離す．トレーニング実施者は脚が落ちないように体幹筋を活動させて姿勢を保持する．図15cでは，片脚のみペアに保持してもらい，もう片方の脚は自分で体幹筋を働かせて保持した状態で前方や後方へ進んでいく．

5 コーディネーションエクササイズ

　コーディネーションエクササイズは，「少ないセグメントから複数のセグメント」と「小さい動作から大きい動作」が負荷設定の変化となる．複数の筋群を適切な順序で活動させることが目的となるので，重さやチューブの強さについては個々の水準に合わせる必要がある．特に，動作速度が重要となるため，重すぎる負荷では適切な効果は得られず，グローバル筋のみの筋力トレーニングとなってしまう．また，基本的な動作はすべてのスポーツ選手に必要であるが，競技特異的な動作もトレーニング可能であるため，最終的には各競技の特異性を含んだエクササイズに移行していくことが重要である．なお，今回はジャンプ系のプライオメトリクスについては紹介しないが，ジャンプ時には踏切時も着地時にも体幹筋群が適切に働く必要があるため，コーディネーションエクササイズのひとつとして実施していく必要がある．

1）片脚立位トレーニング（図16，17）
　片脚立ちを保持した状態でのさまざまな動作を行うエクササイズで，バランスや体の軸を意識して行う．体幹を固定して行う場合と，体幹も動作に含める場合があるので，しっかりと使い分けてどちらもできるようにする．

2）メディシンボールスロー（図18〜20）
　メディシンボールスローは，全身の動きを連動させ，適切にボールに力を伝えるトレーニングとなる．さまざまな動きでの投球が可能であるため，単純な動作から徐々に複雑な動作，競技の動作へと変えていく．また，ボールを投げる方向と反対方向へ一度ボールを運んだり，

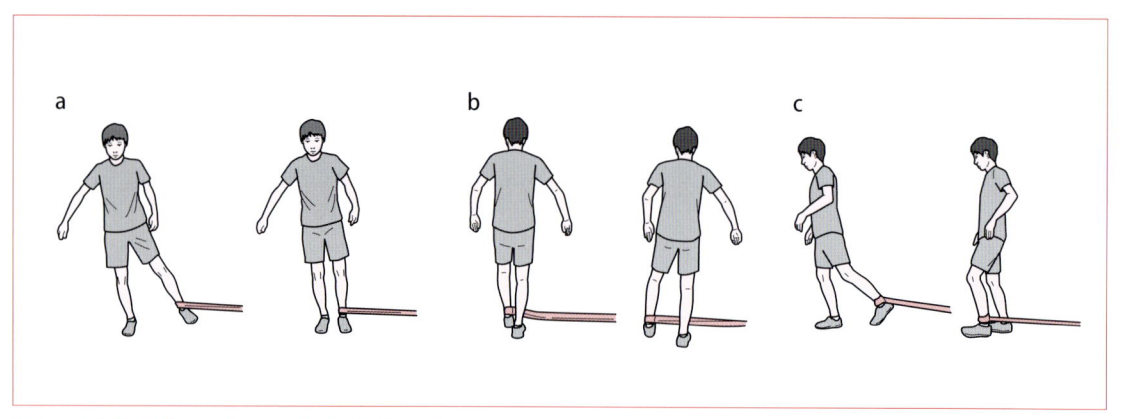

図16 ● 片脚立位でのチューブエクササイズ
a：股関節内転，b：股関節外転，c：股関節屈曲．
片脚立位でチューブを足首に引っかけて引っ張るが，その際に片脚立ちの姿勢を崩さずに体幹を安定させた状態でできるだけ大きく動かす．体幹を固定して行う場合は，チューブを引っ張る際にもできるだけ同じ姿勢も保ち，体幹も連動させる場合はバランスを崩さないように体幹を傾けてチューブを引っ張るタイミングに合わせて体幹も動かしていくが，チューブに引っ張られて必要以上に体幹が動かないように注意する．

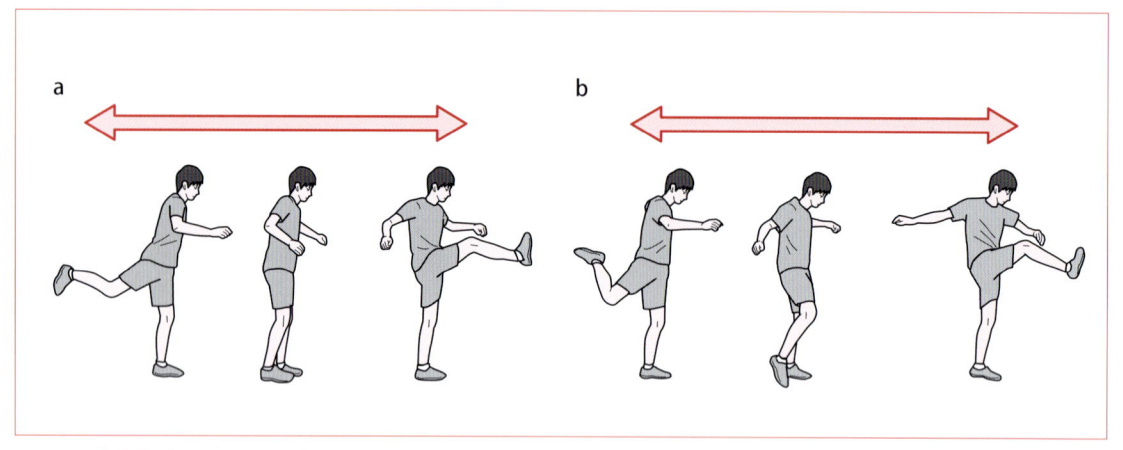

図17 ● 片脚立位でのスイング動作
a：体幹固定，b：全身使用．
a：股関節より下だけを使用し，体幹部は固定して行う．b：上肢もしっかりと動かし，全身を使用してバランスを保ちながらできるだけ大きくスイングする．

ボールを投げてもらいキャッチしてからすぐに投げ返したりすることで，筋が伸びて縮むストレッチショートニングサイクルの利用ができ，より大きな力を出すことが可能となる．

3）ケーブル（チューブ）エクササイズ

主にケーブルやチューブを使って体幹の回旋動作における下肢・体幹・上肢の筋群の協調性を向上させるために行う（図21）．体に近い位置で保持し小さい動きから始め，徐々に体から離してモーメントアームを長くする．また，はじめはきちんとセットした状態から動作を行うが，徐々に戻した力を利用して次の動作を始めるようにすることで，ストレッチショートニングサイクルを利用して大きな力を出すことが可能となり，実際のスポーツ動作により近い動きとなる．

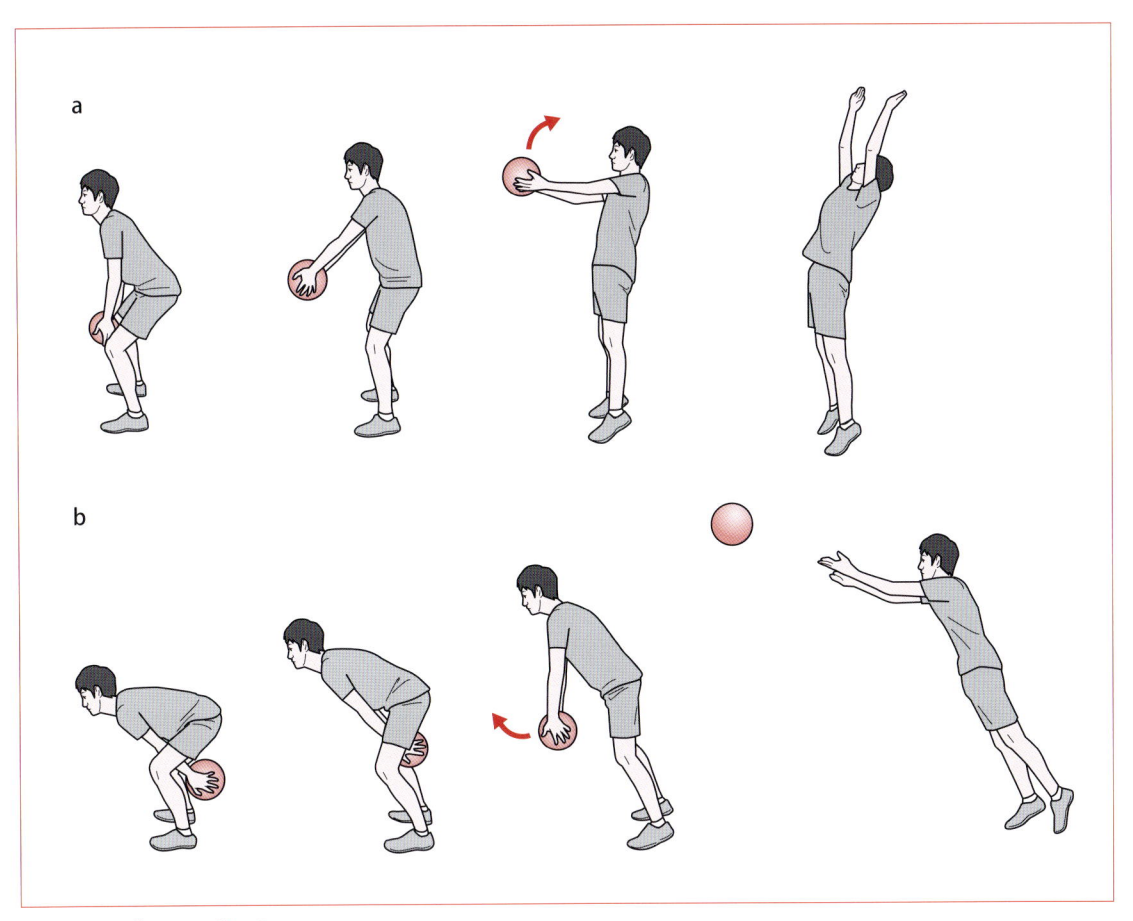

図18● メディシンボールスロー
a：上方向への投球，b：前方への投球．
膝関節伸展，股関節伸展，体幹伸展をタイミングよく行って大きな力を瞬間的に生み出し，ボールに力を伝える．

6 不安定面エクササイズ

　　不安定面エクササイズは，不安定の度合いを変化させていくことで負荷に変化を加える．不安定性が増大するとローカル筋だけで体を支えたり動いたりすることは難しくなるが，できる限りグローバル筋に対するローカル筋の使用割合を増やしていく．グローバル筋のみでバランスをとろうとすると体幹や全身を固めてしまい動作も固くなり，効率的な動きはできなくなる．さまざまなツールを用いて行われるが，バランスボールやBOSU®（図22）といった地面に置いて使用するものと，TRX®やスリングのように天井につるして使用するものがある．

1）不安定面エクササイズ時の体幹筋活動

　　バランスボールやTRXといった器具による不安定面を利用したトレーニングが普及している．しかし，このような不安定面での運動の際には，基本的にはグローバル筋の貢献度が増すことが知られているため[40~42]，ローカル筋に適切な刺激を与えることができない可能性がある．筆者らはワイヤ電極を使用して不安定面でのエクササイズ時の腹横筋と多裂筋の活動を測定したが，その結果としてelbow-toeではローカル筋である腹横筋の活動のみならず，腹直筋

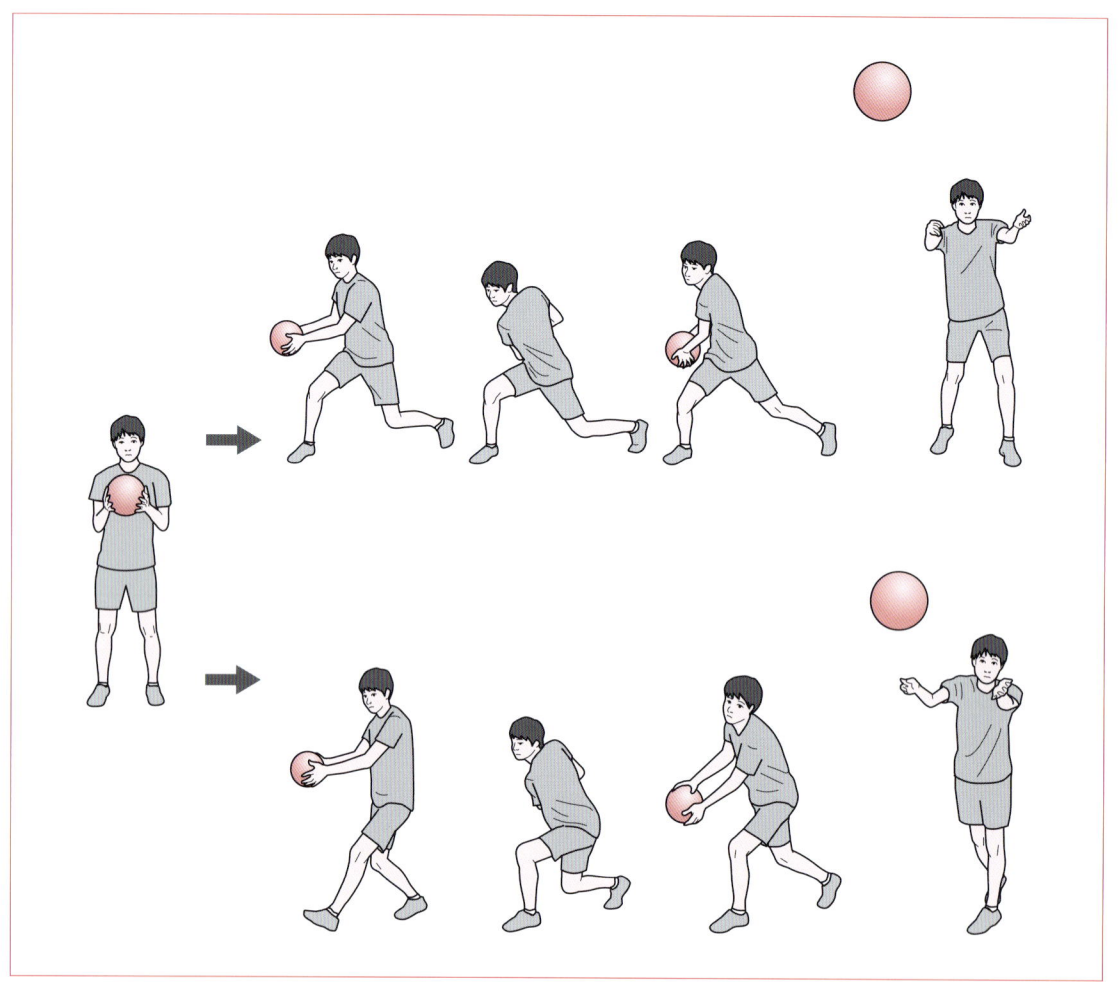

図 19 ● ランジからのサイドスロー
サイドランジの要領で一歩横に踏み出して体幹を捻り，下肢で地面を押して反発を受けるのと同時に体幹回旋によって生み出される力を組み合わせてボールを投げる．

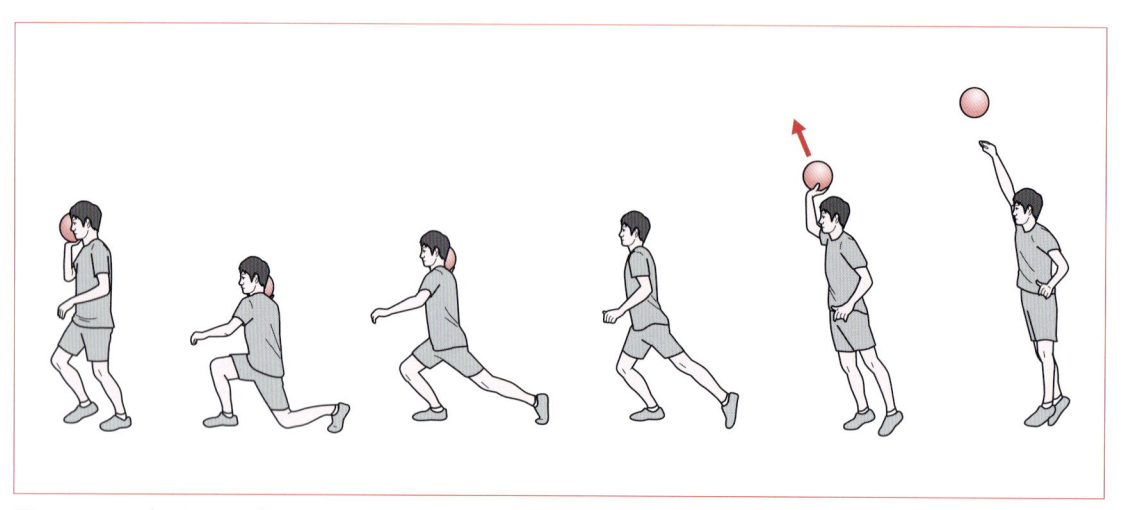

図 20 ● ランジからのメディシンボールスロー
フロントランジの要領で片脚を前に出し，そこからの膝関節伸展と股間節伸展により力を生み出して体幹から上肢，ボールへと力を伝える．

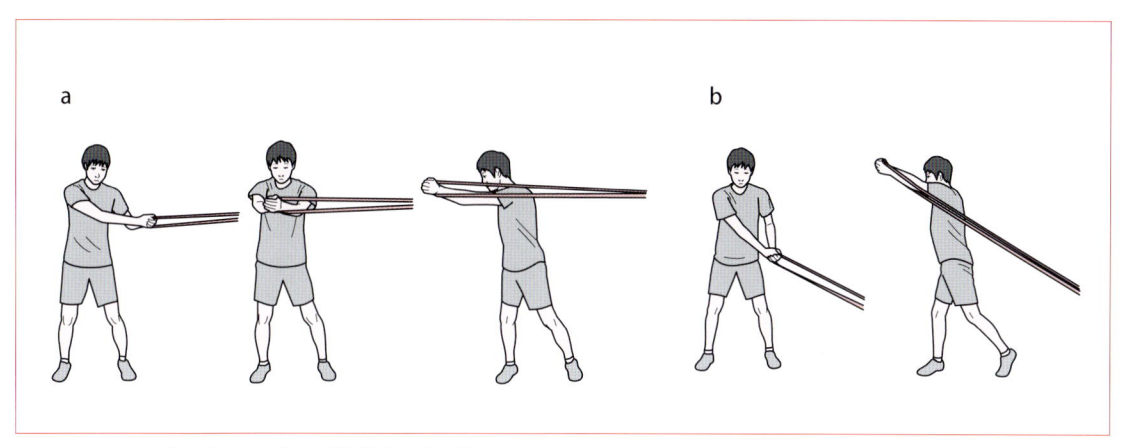

図21 ● チューブエクササイズ（体幹のひねり）
a：横方向への回旋動作，b：斜め上方への回旋動作．
肩の力だけでチューブを引っ張らず，左脚から右脚への重心移動と体幹の回旋を利用して，下肢から体幹，上肢へと力を伝達してチューブを引っ張る．

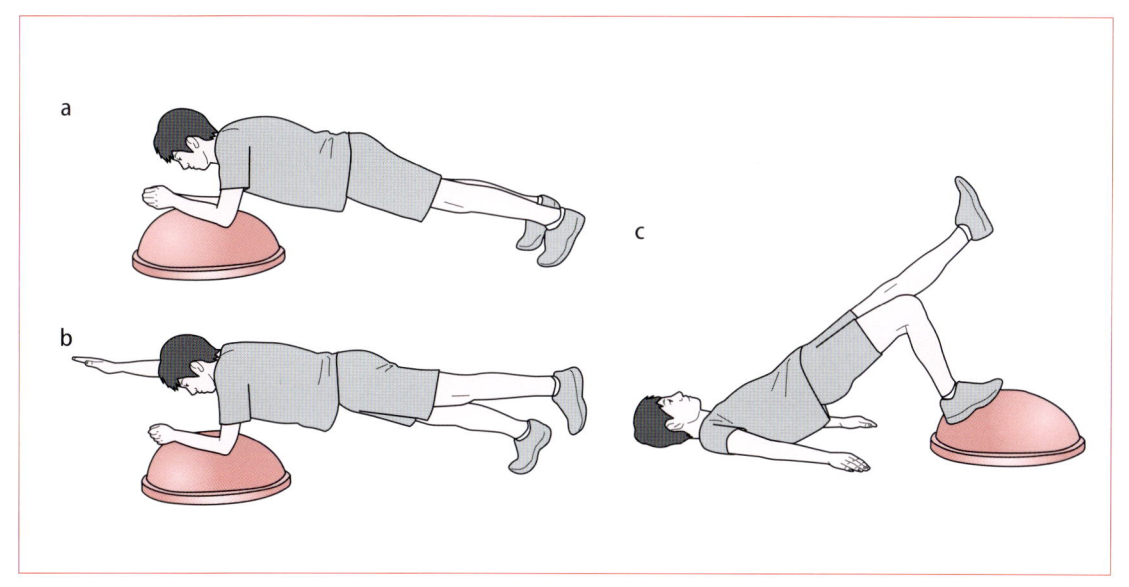

図22 ● BOSU® を用いた不安定面エクササイズ
a：elbow-toe，b：elbow-toe 上・下肢挙上，c：back bridge 下肢挙上．

や外腹斜筋といったグローバル筋の活動も増大していた．また，その他のエクササイズではグローバル筋のみの活動が増大しており，curl up においては腹横筋の活動が減少する結果となった（図23）[42]．

不安定性の増大により，elbow-toe のように姿勢保持がしやすいエクササイズではローカル筋まで意識したトレーニングが可能であるが，狭い支持基底面や上・下肢の挙上により回転トルクや体幹の動揺性が増大すると，グローバル筋によって体幹を固めて姿勢を保持することに集中してしまうと考えられる．もちろんスポーツ活動中にバランスを崩した状態でパフォーマンスを発揮することも求められるため，不安定面でのトレーニングは必要ではあるが，安定面で確実に実施できていることが，次の段階としての不安定面でのトレーニング導入の必要条件

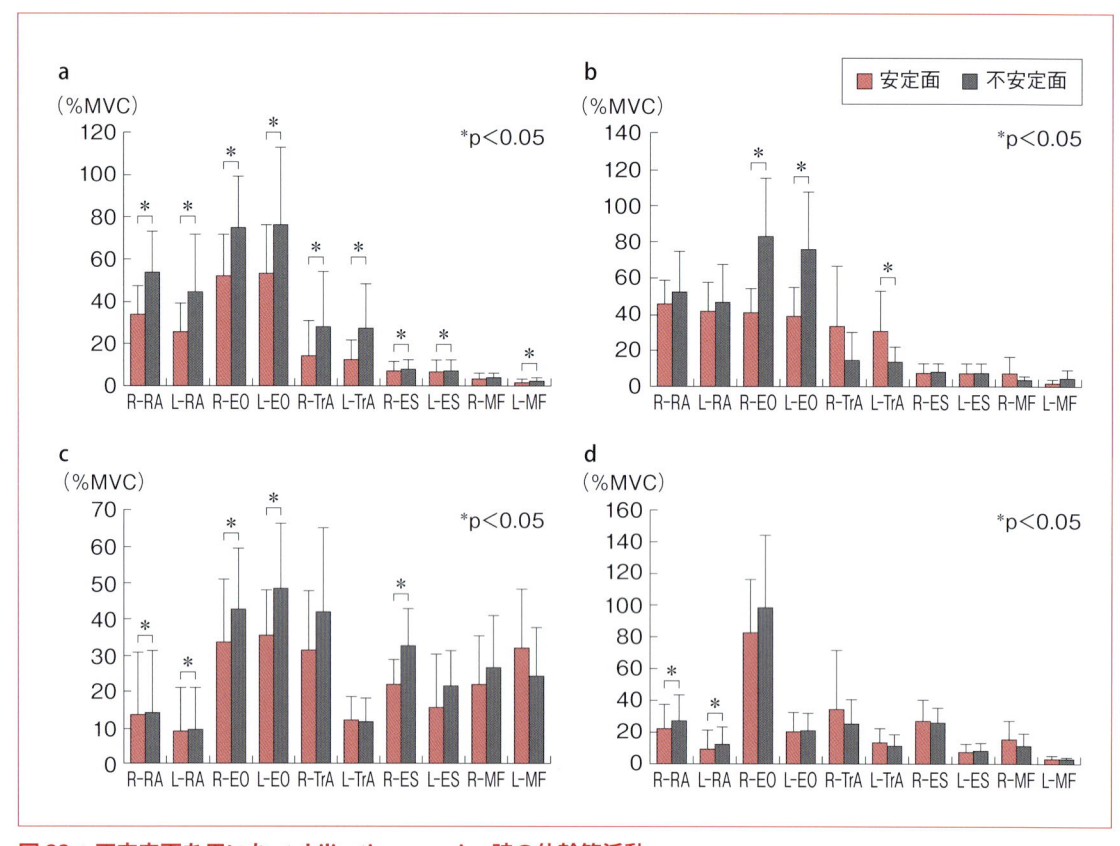

図23 ● 不安定面を用いた stabilization exercise 時の体幹筋活動
a：elbow-toe，b：curl up，c：hand-knee，d：side bridge.
RA：腹直筋，EO：外腹斜筋，TrA：腹横筋，ES：脊柱起立筋，MF：多裂筋.
体幹安定化運動を安定した床面とバランスボール上のような不安定面とで行い，筋活動を比較した．elbow-toe では，ほぼすべての体幹筋が不安定面で大きな筋活動を示し，hand-knee や side bridge では腹直筋や外腹斜筋，脊柱起立筋の活動が不安定面で大きな活動を示した．curl up の不安定面では外腹斜筋の筋活動が高まったが，腹横筋の活動は減少した．（文献42より引用）

であり，段階的に難易度を上げていくことが必要である．

6 体幹トレーニングプログラム

　体幹筋機能を高めるためのトレーニング方法は多種多様であるが，体幹トレーニングに関する研究は不十分であり，エビデンスに基づいたトレーニングプログラムのスタンダードは定まっていないのが現状である．そのため，不適切な方法で体幹トレーニングを実施していることもあり，グローバル筋のトレーニングが主となってローカル筋とのインバランスが生じてしまうこともある．このような失敗をなくすためには，トレーニングの見直しを行い，トレーニングの正しい方法や適切なプログラムについて整理していく必要がある．

1 腹筋背筋運動は必要か？

　近年，sit-up や back extension といった体幹の屈曲や伸展を繰り返す運動では腰椎や椎間

表2 ● トレーニング種別のトレーニング効果

		体幹安定化運動	腹筋背筋運動
バランス	静的	◎	×
	動的	◎	×
筋力		○	◎
安定性		◎	△
筋持久力		◎	○
運動パフォーマンス	垂直踏	◎	○
	リバウンドジャンプ	◎	×
	スプリント	○	○
	アジリティ	△	×
	持久走	◎	×
即時効果	静的バランス	◎	×
	動的バランス	◎	×
	ジャンプ	○	×

◎効果大，○効果あり，△不明，×効果なし．

板への剪断力と圧迫力が増大し腰部への負担が大きくなり，トレーニング自体が腰部障害のリスクとなる可能性が懸念されている[43〜45]．実際に腹筋背筋運動の反復により腰痛が発生するか否かに関する報告はないが，ローカル筋の収縮が不適切である場合は，グローバル筋の活動が優位となり，腰椎や骨盤のアライメントが崩れ，腰部へのストレスはさらに増大することになる．sit-upなどの腹筋背筋運動を腰椎の伸展や骨盤前傾が強まった状態で疲労困憊まで行うことは危険な方法である．

　トレーニング種類別の運動パフォーマンスに及ぼす影響をみると，腹筋背筋運動でしか得られない効果は報告されていないことに加え，腹筋背筋運動の主な目的となる体幹表層筋の筋力増大は，体幹安定化運動[46]やコーディネーションエクササイズでも可能である（表2）．これらのことから，腹筋背筋運動は必ずしも必要なトレーニングではない．しかし，実際のスポーツ動作において体幹の動作が含まれるため，実際の動作範囲内の動きでトレーニングすることは必要である．その場合は，ローカル筋をしっかりと収縮させて，トレーニングの最初から最後まで適切な動作・アライメントを保った状態で行うことが大切であり，過度な骨盤の前傾や腰椎の前弯に注意が必要である．

2 段階的なトレーニングプログラムとは？

　一般的な筋力トレーニングでは主に筋持久力，筋肥大，最大筋力，パワーといった内容でプログラムされる．しかし，体幹に関しては必ずしもこのモデルに当てはまるわけではない．すべてのトレーニングにおいてローカル筋が適切に働くことが必須となるため，体幹安定性が基盤となり，体幹安定性の獲得のうえに，筋力や協調性，パワーを積み上げていく必要がある（図24, 25）．

　まずは静的な体幹安定化運動により体幹深部筋の活動や体幹表層筋との共同収縮を覚え，脊柱・骨盤のアライメント調整や姿勢制御能力を身につける．基本的な姿勢から上肢や下肢を挙

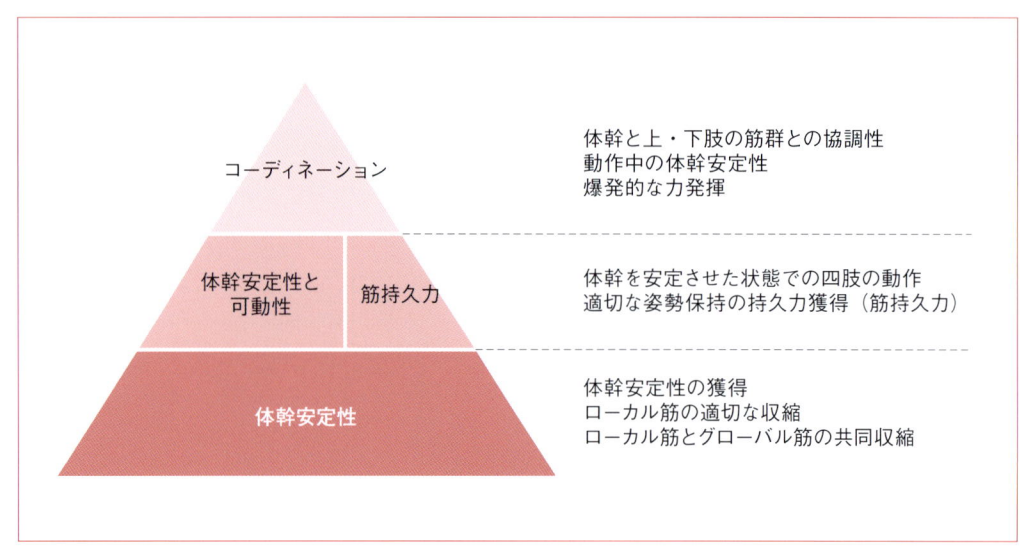

図24 ● 体幹トレーニングプログラム

体幹トレーニングの土台となるのは体幹安定性であり，適切なローカル筋の活動やローカル筋とグローバル筋との共同収縮ができるようにする．続いて，動的な要素を追加しながら体幹安定性と体幹の動きを制御できるようにするとともに，筋持久力の向上を図る．最終的には体幹筋を含む全身の筋群を適切なタイミングで活動させ，効率よく大きな力を出せるようにコーディネーションの向上を図る．

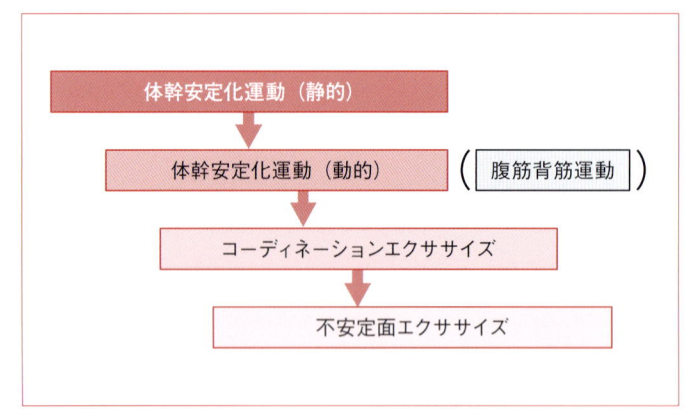

図25 ● 段階的な体幹トレーニング

トレーニング種目の順序としては，静的な体幹安定化運動を実施してから動的な体幹安定化運動へと移行し，必要であれば腹筋背筋運動もこのタイミングで導入する．体幹安定化運動が適切に実施可能ならコーディネーションエクササイズを行い，体幹筋と上・下肢の筋群との協調性の向上を図る．不安定面エクササイズは，ここまでの過程が終了した後に行うが，体幹安定化運動の不安定面上での実施は体幹安定化運動の後に実施してもよい．

上し，途中で体幹の回旋などの制御がきちんとできるようになれば次の段階である動的な体幹安定化運動に移る．ここでは，体幹と分離して四肢を動かしたり，体幹とともに四肢を動かしたりし，体幹を安定させた状態で自由に四肢を動かせるようにする．ここまでは主に重力を利用したトレーニングであるが，ここから先は上・下肢の筋との協調性を高めていくためのコーディネーションエクササイズに移り，実際のスポーツ動作に近い形式でトレーニングを行っていく．コーディネーションエクササイズのなかでも，全身を使用するものと体幹と上肢，体幹と下肢を使用するものに分類して適切に行うことが重要である．不安定面エクササイズは体幹表層筋の活動が高まるため，安定面でのトレーニングが正しくできるようになってから行うべきであり，適宜導入していくが体幹深部筋のみを目的とする場合には注意が必要となる．また，腹筋背筋運動を実施する場合は体幹安定化運動を行い，ローカル筋の適切な収縮が可能となった段階で行うべきである．

表3 ● トレーニング頻度と期間がトレーニング効果に及ぼす影響

期間	頻度	2回/週	3回/週	4回/週
～6週	バランス	○ (1)	○ (1)	× (1)
	パフォーマンス	× (2)	× (1)	○ (1)
7～9週	バランス	―	○ (1)	―
	パフォーマンス	○ (1)	○ (2) × (1)	―
10～12週	バランス	―	○ (2)	―
	パフォーマンス	―	○ (2)	―

○向上，×変化なし．
（ ）内は報告された論文の数を示す．

3 適切なトレーニングの頻度や期間は？

　一般的にウエイトトレーニングでは超回復の原理をもとに週2～3回行われる．しかし，体幹トレーニングの場合は最大の負荷をかけることも少ないため，毎日行っても問題はない．特に，体幹安定化運動では毎日行ったほうが効果的であるとの見方もある．ただし，毎日行う場合でも低刺激のトレーニングだけでは運動パフォーマンスの向上としては不十分であるため，適度な強度と量のトレーニングを実施する日を週3回は確保することが望ましい．体幹トレーニングの介入研究の結果からは，効果を得るためには少なくとも週3回以上のトレーニングが望ましく，バランス機能や運動パフォーマンスの向上には9～12週を要する傾向がみられる（表3）．

4 stabilization exercise のウォーミングアップとしての利用

　体幹トレーニングのなかでも，体幹安定化運動には一過性の即時的なトレーニング効果がみられる．ユースサッカー選手を対象とした先行研究では，体幹安定化運動（hand-knee, elbow-toe 上・下肢挙上，back bridge 下肢挙上）を実施することで，静的バランス[47]，動的バランス[48]，リバウンドジャンプ[49]が即時的に向上した（図26）[47〜49]．また，これらの即時的な効果の継続時間を調べたところ，2時間程度は持続することが示された．したがって，体幹安定化運動を運動前に行うことで，静的・動的バランスの改善による運動パフォーマンス向上や傷害予防効果，短時間での大きな力発揮が可能となり，スプリントやアジリティなどの素早い動作の向上といった効果が期待できる（図27）．

　実際のスポーツ現場においても，競泳では試合前に体幹安定化運動を行い，体幹深層筋へ刺激を与えている．なお，練習前に行う際には軽い負荷で十分であり，体幹深層筋に適切な刺激を与えることが重要となる．

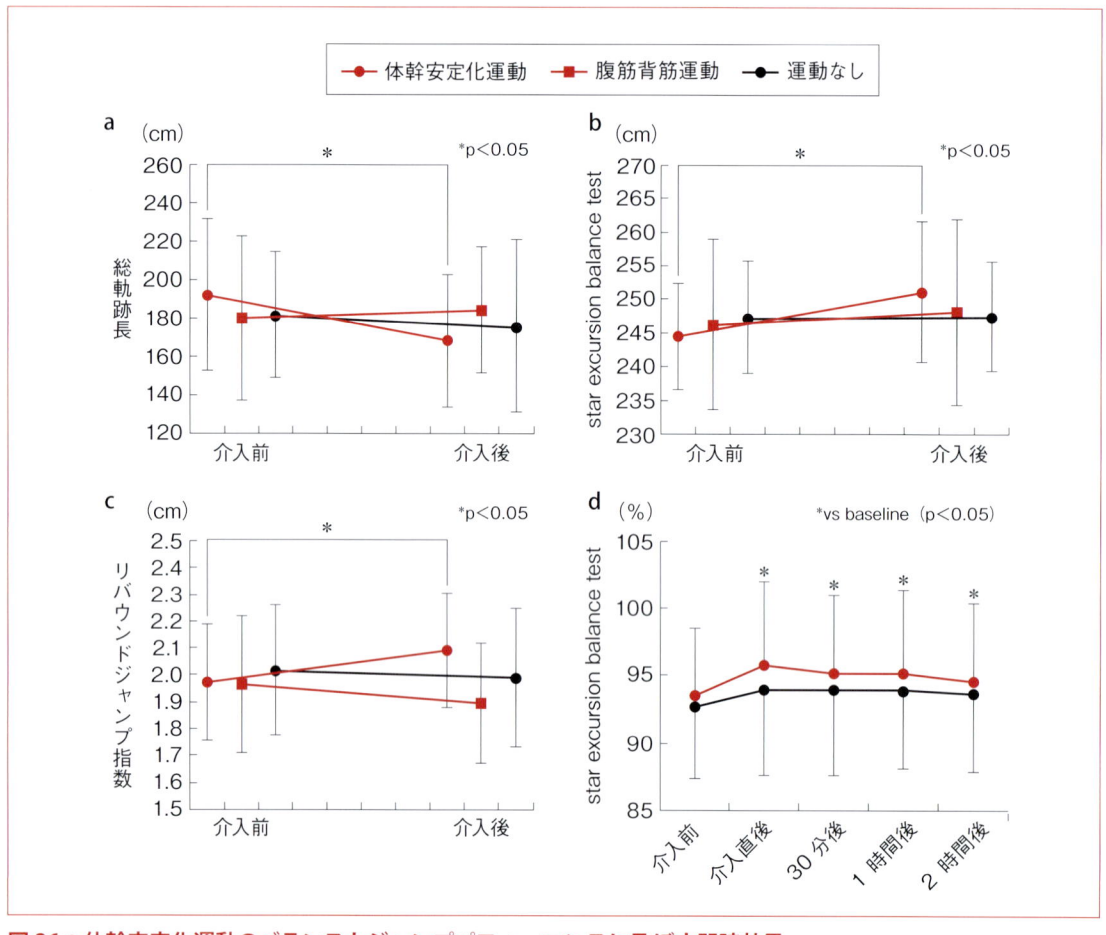

図26 ● 体幹安定化運動のバランスとジャンプパフォーマンスに及ぼす即時効果

a：閉眼片脚立位時の重心動揺，b：star excursion balance test（複合距離），c：リバウンドジャンプ指数，d：効果の継続時間．
体幹安定化運動と腹筋背筋運動の即時効果を比較したところ，腹筋背筋運動では即時効果を認めなかったが，体幹安定化運動実施後には，閉眼片脚立位時の重心動揺の減少（a），star excursion balance test の複合スコアの向上（b），リバウンドジャンプ指数の増加を認めた（c）．なお，star excursion balance test の向上は2時間後までトレーニング実施前よりも優れた結果を示した（d）．（a：文献47より引用，b：文献48より引用，c：文献49より引用）

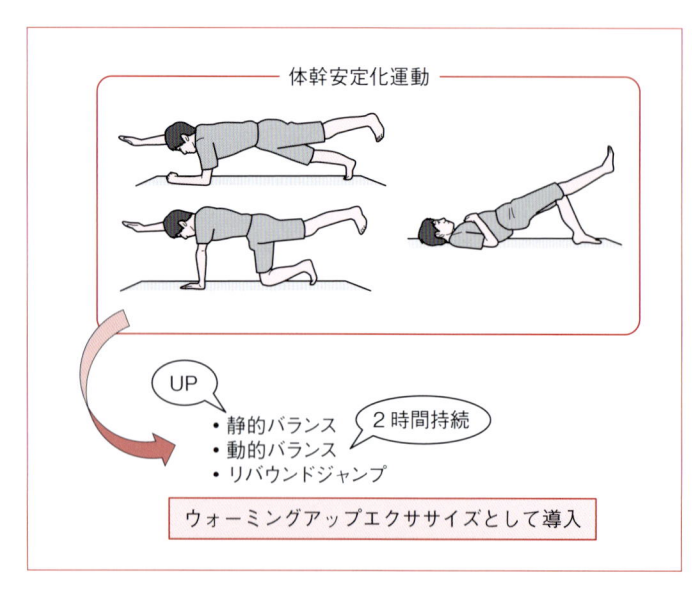

図27 ● 体幹安定化運動の即時効果

5分程度の体幹安定化運動を行うことで，静的・動的バランスやリバウンドジャンプの即時的な向上がみられ，その効果は2時間ほど持続するため，ウォーミングアップとして実施することで，その後のパフォーマンスに好影響を与える可能性がある．

7 体幹筋機能改善による外傷・障害予防効果

　腰痛は多くのスポーツ選手が経験する障害であり，治療や予防として体幹トレーニング，特に体幹安定化運動が行われている．腰部障害の治療や予防を目的にスポーツ選手を対象とした介入研究は少ないが，Durallらはシーズン前に体幹安定化運動を行ったことでシーズン中に腰痛が発生しなかったと報告しており[50]，HarringeらやHidesらも体幹安定化運動による腰部障害の治療・予防効果を認めている[51,52]．よって，腰部障害の予防トレーニングとして体幹安定化運動は不可欠なトレーニングであるといえるだろう．

　体幹は運動連鎖の中心であり，安定した体幹によって適切な四肢の動作が可能となることや，体幹と下肢の姿勢制御に関連性があることから[53,54]，体幹筋機能の低下は上・下肢の外傷や障害を引き起こす要因となることもある．先行研究では，体幹安定化運動によって静的・動的バランスが改善することや，スポーツ動作時の下肢の動揺性の減少，着地動作における地面反力の減少などが報告されており，体幹トレーニングは下肢の外傷予防としても効果的である可能性がある．また，安定した体幹では動作の効率性も上がるため，四肢の関節や筋への負担も減り，上・下肢のオーバーユース障害の予防としても体幹筋機能の改善は重要な役割を担っているだろう．

　体幹安定化運動は，FIFA11＋などの外傷・障害予防プログラムにも含まれていて[55〜58]，プログラム実施により膝前十字靱帯損傷や足関節の外傷発生が減少すると報告されている．外傷・障害予防プログラムはさまざまな要素のエクササイズで構成されるため，体幹トレーニングのみの効果であるとはいえないが，下肢の外傷予防に貢献している可能性は高い．

文 献

1) Kibler WB, et al：The role of core stability in athletic function. Sports Med 36：189-198, 2006
2) Mills JD, et al：The effect of a 10-week training regimen on lumbo-pelvic stability and athletic performance in female athletes: a randomized-controlled trial. Phys Ther Sport 6：60-66, 2005
3) 長谷川 伸ほか：投動作，打動作を伴う競技者の筋厚における一側優位性．体力科学 62：227-235, 2013
4) 村松正隆ほか：高校生スポーツ選手の体幹筋群の筋サイズ：性差と競技種目差の検討．体育研 55：577-590, 2010
5) Sanchis-Moysi J, et al：Large asymmetric hypertrophy of rectus abdominis muscle in professional tennis players. PLoS One 5：e15858, 2010
6) Sanchis-Moysi J, et al：Iliopsoas and gluteal muscles are asymmetric in tennis players but not in soccer players. PLoS One 6：e22858, 2011
7) Sanchis-Moysi J, et al：The hypertrophy of the lateral abdominal wall and quadratus lumborum is sport-specific: an MRI segmental study in professional tennis and soccer players. Sports Biomech 12：54-67, 2013
8) Idoate F, et al：Soccer attenuates the asymmetry of rectus abdominis muscle observed in non-athletes. PLoS One 6：e19022, 2011
9) Iwai K, et al：Sport-specific characteristics of trunk muscles in collegiate wrestlers and judokas. J Strength Cond Res 22：350-358, 2008
10) Okubo Y, et al：Abdominal muscle activity during a standing long jump. J Orthop Sports Phys Ther 43：577-582, 2013
11) 河端将司ほか：ドロップジャンプ動作中における体幹の筋活動および腹腔内圧の変化．体力科学 57：225-234, 2008
12) Kulas AS, et al：Sex-specific abdominal activation strategies during landing. J Athl Train 41：381-386, 2006
13) 大久保 雄ほか：バレーボールブロックジャンプ時の体幹筋活動．日臨スポーツ医会誌 22：488-496, 2014
14) 田中康久：後方宙返り動作時の筋電図解析．早稲田大学スポーツ科学部卒業論文, 2012
15) 山脇麻衣：女子新体操選手におけるピボット動作中の体幹筋活動．早稲田大学スポーツ科学部卒業論文, 2014
16) Chow JW, et al：Lower trunk muscle activity during the tennis serve. J Sci Med Sport 6：512-518, 2003
17) Chow JW, et al：Lower trunk kinematics and muscle activity during different types of tennis serves. Sports Med Arthrosc Rehabil Ther Technol 1：24, 2009
18) 橋本幸代：バドミントン競技におけるストローク動作時の体幹筋活動．早稲田大学スポーツ科学部卒業論文, 2010
19) Kaneoka K, et al：Activity of the trunk and leg musculature during the flutter kick. Sports Performance, Springer Japan, Tokyo, 305-312, 2015
20) 神舘盛光：バタ足の筋活動解析．早稲田大学スポーツ科学

科修士論文，2014
21) Nesser TW, et al : The relationship between core stability and performance in division I football players. J Strength Cond Res 22 : 1750-1754, 2008
22) Okada T, et al : Relationship between core stability, functional movement, and performance. J Strength Cond Res 25 : 252-261, 2011
23) Stanton R, et al : The effect of short-term Swiss ball training on core stability and running economy. J Strength Cond Res 18 : 522-528, 2004
24) 今井　厚ほか：体幹安定性と運動パフォーマンスとの関係．第 22 回臨床スポーツ医学会学術集会，2012
25) 花田勝彦：長距離走における日本代表選手と大学生選手のランニング・フォームの相違について．上武大学ビジネス情報学部紀要 5：131-137，2006
26) 笹木正悟ほか：サッカー選手における後方への方向転換能力に関する研究．スポーツ科学研究 5：45-57，2008
27) Sharrock C, et al : A pilot study of core stability and athletic performance: is there a relationship? Int J Sports Phys Ther 6 : 63-74, 2011
28) Nesser TW, et al : The relationship between core strength and performance in division Ⅰ female soccer players. JEP Online 12 : 21-28, 2009
29) Abt JP, et al : Relationship between cycling mechanics and core stability. J Strength Cond Res 21 : 1300-1304, 2007
30) Tse MA, et al : Development and validation of a core endurance intervention program: implications for performance in college-age rowers. J Strength Cond Res 19 : 547-552, 2005
31) Parkhouse KL, et al : Influence of dynamic versus static core exercises on performance in field based fitness tests. J Bodyw Mov Ther 15 : 517-524, 2011
32) Jamison ST, et al : Randomized controlled trial of the effects of a trunk stabilization program on trunk control and knee loading. Med Sci Sports Exerc 44: 1924-1934, 2012
33) Butcher SJ, et al : The effect of trunk stability training on vertical take off velocity. J Orthop Sports Phys Ther 37 : 223-231, 2007
34) Sharma A, et al : Effects of a nine-week core strengthening exercise program on vertical jump performances and static balance in volleyball players with trunk instability. J Sports Med Phys Fitness 52 : 606-615, 2012
35) Imai A, et al : Effects of two types of trunk exercises on balance and athletic performance in youth soccer players. Int J Sports Phys Ther 9 : 47-57, 2014
36) Sato K, et al : Does core strength training influence running kinetics, lower-extremity stability, and 5000-M performance in runners? J Strength Cond Res 23 : 133-140, 2009
37) Kahle NL, et al : Core stability training in dynamic balance testing among young, healthy adults. Athletic Training and Sports Health Care 1 : 65-73, 2009
38) Prieske O, et al : Neuromuscular and athletic performance following core strength training in elite youth soccer: role of instability. Scand J Med Sci Sports. doi: 10.1111/sms.12403, 2015
39) Sadeghi H, et al : The effects of core stability exercise on the dynamic balance of volleyball players. International Journal of Applied Exercise Physiology 2 : 2013
40) Vera-Garcia FJ, et al : Abdominal muscle response during curl-ups on both stable and labile surfaces. Phys Ther 80 : 564-569, 2000
41) Marshall PW, et al : Core stability exercises on and off a Swiss ball. Arch Phys Med Rehabil 86 : 242-249, 2005
42) Imai A, et al : Trunk muscle activity during lumbar stabilization exercises on both stable and unstable surface. J Orthop Sports Phys Ther 40 : 369-375, 2010
43) Contreras B, et al : To crunch or not to crunch: An evidence-based examination of spinal flexion exercises, their potential risks, and their appricability to program design. Strength Cond J 33 : 8-18, 2011
44) McGill S : Core training: evidence translating to better performance and injury prevention. Strength Cond J 32 : 33-46, 2010
45) McGill SM : The mechanics of torso flexion: situps and standing dynamic flexion manoeuvres. Clin Biomech（Bristol, Avon）10 : 184-192, 1995
46) Childs JD, et al : Effects of sit-up training versus core stabilization exercises on sit-up performance. Med Sci Sports Exerc 41 : 2072-2083, 2009
47) 今井　厚ほか：異なる体幹エクササイズが静的バランスに及ぼす即時効果．日臨スポーツ医会誌 20：469-474，2012
48) Imai A, et al : Comparison of the immediate effect of different types of trunk exercise on the star excursion balance test in male adolescent soccer players. Int J Sports Phys Ther 9 : 428-435, 2014
49) Imai A, et al : Immediate effects of different trunk exercise programs on jump performance. Int J Sports Med（eFirst），2015
50) Durall CJ, et al : The effects of preseason trunk muscle training on low-back pain occurrence in women collegiate gymnasts. J Strength Cond Res 23 : 86-92, 2009
51) Harringe ML, et al : Low back pain in young female gymnasts and the effect of specific segmental muscle control exercises of the lumbar spine: a prospective controlled intervention study. Knee Surg Sports Traumatol Arthrosc 15 : 1264-1271, 2007
52) Hides JA, et al : Long-term effects of specific stabilization exercises for first-episode low back pain. Spine 26 : E243-E248, 2001
53) Zazulak BT, et al : The effects of core proprioception on knee injury: a prospective biomechanical-epidemiological study. Am J Sports Med 35 : 368-373, 2007
54) Zazulak BT, et al : Deficits in neuromuscular control of the trunk predict knee injury risk: a prospective biomechanical-epidemiologic study. Am J Sports Med 35 : 1123-1130, 2007
55) Waldén M, et al : Prevention of acute knee injuries in adolescent female football players: cluster randomised controlled trial. BMJ 344 : e3042, 2012
56) Soligard T, et al : Comprehensive warm-up programme to prevent injuries in young female footballers: cluster randomised controlled trial. BMJ 337 : a2469, 2008
57) Soligard T, et al : Compliance with a comprehensive warm-up programme to prevent injuries in youth football. Br J Sports Med 44 : 787-793, 2010
58) Smith CE, et al : Dynamic trunk stabilization: a conceptual back injury prevention program for volleyball athletes. J Orthop Sports Phys Ther 38 : 703-720, 2008

和文索引

あ
圧痛　15

い
異常挙動　64

う
ウォーミングアップ　125
運動器症候群　95
運動パフォーマンス　109
運動療法　62, 70

お
黄色靱帯　34
横突起付着部障害　26
オステオパシー　62

か
外傷・障害予防効果　127
外腹斜筋　38
カイロプラクティック　62
カウンターニューテーション　22
肩関節インピンジメント障害　10
加齢　95

き
ぎっくり腰　9
機能的安定性　2
機能的評価方法　14
胸椎伸展運動　72

局所的伸展挙動　21
棘突起インピンジメント障害　26
筋横断面積　86, 102
筋筋膜性腰痛　23, 079
筋筋膜マッサージ操作　68
筋付着部障害　23

く
グローインペイン　10
グローバル筋　4, 38
　——肉ばなれ　25

け
ケーブルエクササイズ　118

こ
構造的安定性　2
絞扼性の神経根障害　33
コーディネーションエクササイズ　111, 117
骨棘　20
骨盤底筋機能障害　97

さ
再発予防　93

し
自動運動評価　67
自動骨盤後傾運動　50
ジャンプ動作　103
障害高位特定　15
上腕骨外上顆炎　10
白樺のポーズ　112

す
ストレッチ　76

せ
脊柱管狭窄症　20
脊柱所見　15
セルフエクササイズ　93
仙腸関節安定化体操　77
仙腸関節障害　21, 77
仙腸関節制動操作　67

た
体幹安定化運動　49, 93, 111, 113, 125
体幹筋活動様式　103
体幹筋機能テスト　108
体幹筋トレーニング　24
代替医療　62
大腿前面筋ストレッチ　72
大腿直筋　55
大腿内転筋付着部障害　10
大殿筋下部内側線維　79
大腰筋　42, 55
多関節筋　4
多裂筋　40
単関節筋　4

ち
超音波画像装置　45
腸脛靱帯炎　11
腸骨後方回旋誘導体操　77
腸骨前方回旋誘導体操　77

つ

椎間関節障害　70
椎間関節性腰痛　18, 20
椎間孔拡大操作　70
椎間制動操作　67
椎間板障害　74
椎間板性腰痛　15, 20
椎間板変性　16

て

テニス　105

と

疼痛除去テスト　65, 67
徒手療法　62
トレーニング効果　123
トレーニングの頻度や期間　125
トレーニングプログラム　123

な

内腹斜筋　38

に

肉ばなれ　24
ニューテーション　22
ニュートラルゾーン　2

は

バタ足キック　107
バドミントン　106
バレエ　104
バレーボール　104

ひ

非特異的腰痛　14
表面筋電図　44
ピラティス　111

ふ

不安定面　122
　——エクササイズ　111, 119
フィードフォワード機能　8, 47
腹横筋　6, 40
腹直筋　38
腹部引き込み運動　89
プチドローイン　78
腹筋背筋運動　111, 112
プロテオグリカン　16
分節的伸展運動　74
分離症　30

へ

片脚立位トレーニング　117
変形性脊椎症　20, 34
変形性変化　20

ま

慢性腰痛　93

め

メディシンボールスロー　117

も

モビライゼーション　62, 64
問診　14, 65

よ

腰椎椎間板ヘルニア　32
腰椎椎弓疲労骨折　30
腰痛難民　14
腰部脊柱管狭窄症　34
腰方形筋　41
ヨガ　111
予測的姿勢制御　84

ろ

ローカル筋　4, 38
ロコモティブシンドローム　95

わ

ワイヤ電極　43

欧文索引

A
active SLR　56
　──テスト　22
ADC 値　46

B
back bridge　51, 115
bracing　6
bridge exercise　51

D
draw-in　6, 49, 89

E
elastic zone　2, 3

F
front bridge　51

front bridge exercise　90

G
Gäenslen テスト　22

K
Kemp 手技　15, 19
Kemp テスト　15, 32, 33

M
McKenzie 体操　88
MR 拡散強調画像　46, 55

N
neutral zone　2, 3
Newton テスト　22

O
one finger test　21, 22

one unit 化　20

P
P4 テスト　22
Patrick テスト　22
primary stabilizer　6
prone bridge　113

S
secondary stabilizer　6
side bridge　51, 114
sit-up exercise　56
stabilization exercise　89
stabilizer 機能　4, 24
　──不全症候群　6, 10

W
Williams 体操　88

検印省略

腰痛の病態別運動療法
体幹筋機能向上プログラム

定価（本体3,000円＋税）

2016年3月1日　第1版　第1刷発行
2021年11月1日　　同　　第5刷発行

編　者　金岡　恒治（かねおか　こうじ）
発行者　浅井　麻紀
発行所　株式会社 文光堂
　　　　〒113-0033　東京都文京区本郷7-2-7
　　　　TEL（03）3813-5478（営業）
　　　　　　（03）3813-5411（編集）

© 金丘恒治, 2016　　　　　　　印刷・製本：藤原印刷

ISBN978-4-8306-4531-0　　　　Printed in Japan

- 本書の複製権，翻訳権・翻案権，上映権，譲渡権，公衆送信権（送信可能化権を含む），二次的著作物の利用に関する原著作者の権利は，株式会社文光堂が保有します．
- 本書を無断で複製する行為（コピー，スキャン，デジタルデータ化など）は，私的使用のための複製など著作権法上の限られた例外を除き禁じられています．大学，病院，企業などにおいて，業務上使用する目的で上記の行為を行うことは，使用範囲が内部に限られるものであっても私的使用には該当せず，違法です．また私的使用に該当する場合であっても，代行業者等の第三者に依頼して上記の行為を行うことは違法となります．
- JCOPY〈出版者著作権管理機構 委託出版物〉
本書を複製される場合は，そのつど事前に出版者著作権管理機構（電話03-5244-5088，FAX03-5244-5089, e-mail: info@jcopy.or.jp）の許諾を得てください．